荣 获

◎ 第七届统战系统出版社优秀图书奖

◎ 入选原国家新闻出版广电总局、全国老龄工作委员会办公室首届向全国老年人推荐优秀出版物名单

◎ 入选全国图书馆2013年度好书推选名单

◎ 入选农家书屋重点出版物推荐目录（2015年、2016年）

名医与您谈疾病丛书

痛风

（第三版）

学术顾问◎钟南山　陈灏珠　郭应禄　王陇德
葛均波　张雁灵　陆　林

总　主　编◎吴少祯

执行总主编◎夏术阶　李广智

主　　　编◎吴艺捷

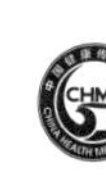

中国健康传媒集团
中国医药科技出版社

内容提要

本书以问答形式，将临床常见的内分泌代谢性疾病——痛风的基本常识、病因和症状、诊断与鉴别诊断、治疗与预防等问题进行了一一解答。作者以深入浅出、循序渐进的笔触，全方位、多角度地阐述了目前有关痛风病的治疗及预防保健的基本知识。该书内容全面、新颖、详细，语言通俗易懂，可供临床医生、患者及家属阅读参考，是非常不错的痛风专业科普书。

图书在版编目（CIP）数据

痛风 / 吴艺捷主编 . —3 版 . —北京：中国医药科技出版社，2021.1
（名医与您谈疾病丛书）
ISBN 978-7-5214-2047-0

Ⅰ. ①痛…　Ⅱ. ①吴…　Ⅲ. ①痛风—防治—问题解答　Ⅳ. ① R589.7-44

中国版本图书馆 CIP 数据核字（2020）第 190332 号

美术编辑　陈君杞
版式设计　南博文化

出版　**中国健康传媒集团**｜中国医药科技出版社
地址　北京市海淀区文慧园北路甲 22 号
邮编　100082
电话　发行：010-62227427　邮购：010-62236938
网址　www. cmstp. com
规格　710 × 1000mm $^{1}/_{16}$
印张　13 $^{1}/_{2}$
字数　197 千字
初版　2009 年 4 月第 1 版
版次　2021 年 1 月第 3 版
印次　2021 年 8 月第 2 次印刷
印刷　三河市万龙印装有限公司
经销　全国各地新华书店
书号　ISBN 978-7-5214-2047-0
定价　39. 00 元

获取新书信息、投稿、为图书纠错，请扫码联系我们。

《名医与您谈疾病丛书》

编委会

《痛　风》

编委会

主　　编　吴艺捷

编　　委（按姓氏笔画排序）

丁晓颖　王松坡　孙海燕

李晓华　吴艺捷　何之彦

顾丽萍　顾鸣宇

出版者的话

党的十八大以来，以习近平同志为核心的党中央把“健康中国”上升为国家战略。十九大报告明确提出“实施健康中国战略”，把人民健康放在优先发展的战略地位，并连续出台了多个文件和方案，《“健康中国2030”规划纲要》中就明确提出，要加大健康教育力度，普及健康科学知识，提高全民健康素养。而提高全民健康素养，有效防治疾病，有赖于知识先导策略，《名医与您谈疾病丛书》的再版，顺应时代潮流，切合民众需求，是响应和践行国家健康发展战略——普及健康科普知识的一次有益尝试，也是健康事业发展中社会治理“大处方”中的一张有效“小处方”。

本次出版是丛书的第三版，丛书前两版出版后，受到广大读者的热烈欢迎，并获得多项省部级奖项。随着新技术的不断发展，许多观念也在不断更新，丛书有必要与时俱进地更新完善。本次修订，精选了44种常见慢性病（有些属于新增病种），病种涉及神经系统疾病、呼吸系统疾病、消化系统疾病、心血管系统疾病、内分泌系统疾病、泌尿系统疾病、皮肤病、风湿类疾病、口腔疾病、精神心理疾病、妇科疾病和男科疾病等，分别从疾病常识、病因、症状表现、诊断与鉴别诊断、治疗和预防保健等方面，进行全方位的解读；写作形式上采用老百姓最喜欢的问答形式，活泼轻松，直击老百姓最关心的健康问题，全面关注患者的需求和疑问；既适用于患者及其家属全面了解疾病，也可供医务工作者向患者介绍病情和相关防治措施。

本丛书的编者队伍专业权威，主编都长期活跃在临床一线，其中不乏学科带头人等重量级名家担任主编，七位医学院士及专家（钟南山、陈灏珠、郭应禄、王陇德、葛均波、陆林、张雁灵）担任丛书的学术顾问，确保丛书内容的权威性、专业性和前沿性。本丛书的出版不仅是全体患者的福音，更是推动健康教育事业的有力举措。

本丛书立足于对疾病和健康知识的宣传、普及和推广工作，目的是使老百姓全面了解和掌握预防疾病、科学生活的相关知识和技能，希望丛书的出版对于提升全民健康素养，有效防治疾病，起到积极的推动作用。

中国医药科技出版社

2020年6月

再版前言

《痛风》作为一本面向大众的科普读物，自2009年首次出版、2013再版，至今已经多年过去了。该书历次出版发行均受到读者的热捧，反映了大众对健康保健意识的逐步重视与提升。

痛风是一种代谢性疾病，以中老年男性居多，40岁以后逐步进入发病的高峰。这个古老的疾病以往曾是帝王将相、达官贵人的专利，但随着物质的富裕，生活方式的变化，如今已悄然进入寻常百姓家。尤其是近几十年来，痛风的发病率、患病率在全球范围内都呈现不断升高的趋势。我国近年的流行病学调查表明，随着经济的迅速发展，人民生活水平的提高，不管是在城市还是农村，痛风变得越来越常见，且呈现年轻化的趋势。痛风已经成为一个需要我们认真关注、积极预防与治疗的疾病。

痛风既可以表现为长期不痛不痒的血尿酸升高，也可以表现为关节剧烈疼痛的急性发作，或者表现为泌尿道结石、肾功能损伤等。痛风还常常与肥胖、糖尿病、高脂血症、高血压、动脉硬化、冠心病等多种疾病并存。痛风如果没有得到有效控制，任其发展的后果是不仅会使生活质量下降，更可能由于并发症而危及生命。

普及与痛风有关的医学基础知识，提高大众的自我保健意识，做到有病早治疗，无病早预防，是笔者编写本书的宗旨。在本书的读者群中，既有一般的大众，也有基层或非内分泌领域的医务人员。在他们的来信、来电中，既表达了对本书的认可，也反映出对相关知识的困惑，更希望随时了解痛风防治方面的新进展。借此再版之际，我们对本书内容进行了修订。新版依然保持原来的问答形式，删除了一些较陈旧的数据，补充了近年来新的医学研究结果。作为科普读物，力求做到具有较好的科学性、知识性、趣味性和实用性，深入浅出，通俗易懂。因存在个体差异，凡书中涉及的药物服用方法仅供参考，须在专业医生指导下用药。本书虽经修订，难免有不足之处，恳请读者批评指正。

在第三版即将付梓之际，感谢各位编者在繁忙的临床工作中抽时间按时完成书稿修订，感谢中国医药科技出版社的编辑们对本书再版的精心指导和大力支持，对所有参与本书再版工作的人员表示衷心感谢！

吴艺捷

2020年8月

目录

常识篇

病因篇

症状篇

诊断与鉴别诊断篇

治疗篇

预防保健篇

常识篇

- 什么是痛风?
- 痛风如何分类?
- 什么是尿酸?
- 什么是嘌呤?
- 嘌呤与血尿酸有什么关系?
- ……

什么是痛风?

痛风属于代谢性疾病，它是一个非常古老的疾病，早在公元前500年，希腊医学家希普森就对痛风病的症状和体征进行了描述。“痛风”一词起源于拉丁文的词汇“滴”（gutta），表明在古代，人们认为痛风是由于恶性液体滴入了衰弱的关节引起的。当然这种认识在今天看来是没有理论依据的。随着科学的发展，现在已经明确，痛风是由于称为嘌呤的物质长期代谢紊乱，尿酸排泄减少，从而引起血液中的尿酸增高，使身体发生变化的一组异质性（即在性质上并不完全一致）的疾病。

痛风病以男性多见，其发病与饮食生活关系密切。古代的医生都把痛风视为“帝王病”“奢侈病”，就是因为痛风多见于生活富裕的皇家贵族，而在平民百姓中则较少见，患者有反复发作的特征性的急性关节炎，是痛风最典型的临床表现。许多情况下由于进食富含嘌呤类的食物，例如动物内脏、肉类后发病。近年来随着我国人民生活水平的提高，痛风的发病率呈现逐渐升高的趋势，尤其是在一些经济发展较快的地区，人们的生活习惯不太良好，而且保健意识也不强，痛风的发病率升高更为突出。

痛风早期主要表现为血清尿酸水平升高，随后又出现反复发作的关节炎，或者出现痛风性结石等一系列临床过程。但由于早期无症状，而到关节炎发作时又没有充分认识痛风的特点，因此不少人被误诊为风湿性关节炎、类风湿关节炎、丹毒、化脓性关节炎等，从而延误了痛风的治疗。因此对痛风要有正确全面的认识，减少疾病对身体产生的各种危害。

痛风如何分类?

血中尿酸增高是痛风的重要标志，如果仅有尿酸增高，没有其他的如关节疼痛等症状时，则称为“高尿酸血症”，它属于痛风相对较早期的阶段。对于高尿酸血症和痛风，可以分为原发性和继发性两大类。临床常见的以原发性痛风为主，继发性痛风仅占痛风病的5%~15%。

血中的尿酸有两个来源，一个是由摄入的富含嘌呤的食物分解产生，另一个是由体内自行代谢产生。体内嘌呤的合成代谢是一个非常复杂的过程，在许多不同酶的参与下，从核酸开始逐步代谢最终生成尿酸。痛风病患者可能存在遗传的异常，从而引起嘌呤代谢复杂途径中的某个或某些酶的异常，酶活性发生变化，使尿酸复杂的代谢通路发生改变，最终结果是尿酸生成增多，产生痛风。在原发性痛风中除了这种已知由于酶的缺陷导致外，还有一些患者出现尿酸代谢紊乱的原因未明。

在继发性痛风中，则主要是由于其他一些疾病影响机体的尿酸代谢而引发痛风，例如一个比较常见的病因：肾脏发生疾病时，由于肾脏本身的疾病或者某些药物作用于肾脏，使肾脏对尿酸的排泄明显受到抑制，尿酸就会堆积在体内引起痛风。又如在慢性溶血性贫血、红细胞增多症、骨髓增生性疾病以及接受化疗或放疗时，体内组织细胞破坏增多，就会使体内的尿酸产生大量增多，也会引起痛风。又如先天性的代谢紊乱性疾病如I型糖原累积病，既会使患者体内尿酸产生过多，又会使肾脏对尿酸的清除减少，最终使血中尿酸水平明显升高，发生继发性痛风。

总体而言，原发性痛风涉及体内一些尿酸代谢通路上的酶的异常，但也可能原因不清楚。而继发性痛风尽管占整个痛风患者的比例不高，但涉及的病因却较多、较复杂，它伴随着体内其他一些疾病共同发生，是其他一些疾病的表现之一。将痛风分为原发性与继发性，可有助于更好地从根本上来治疗痛风。

什么是尿酸？

尿酸是嘌呤分解代谢的最终产物，这是一个复杂的代谢过程，对于人和猴等灵长类动物，嘌呤分解代谢最终生成尿酸，而对于一些鱼类或者一些无脊椎动物，尿酸还会进一步被氧化，生成尿囊素、尿囊酸或尿素、氨等。从嘌呤到尿酸，是一个从大分子物质演变成小分子物质的过程。

正常人体内的尿酸始终处于一种动态的平衡状态，代谢生成的尿酸主要由肾脏通过尿液排出体外。据估计人体每天产生的尿酸2/3~3/4是从尿液中排出的，而其余部分则经过肠道随粪便排出。在某些情况下，当血尿酸浓度过高时，尿酸盐则向组织中转移。由于尿酸盐的溶解度极低，常呈过饱和状态，会沉积在关节、滑囊、软骨等处，引起异物炎症性反应，表现为局部的红肿、关节疼痛。大量尿酸盐结晶沉积在皮下结缔组织中形成痛风石，沉积在肾脏则出现肾结石，因此血尿酸的增高会使机体产生各种损害，应该避免。

什么是嘌呤？

体内的尿酸来源于分解的嘌呤。那什么是嘌呤呢？简单而言，嘌呤是核酸分解代谢的产物，这里包括了一个非常复杂的代谢过程。

在生物界，除了成熟的红细胞外，但凡一个细胞都含有核酸，即脱氧核糖核酸（DNA）和核糖核酸（RNA）。核酸是重要的生物大分子，它主宰一切生物体维持生命的各种功能的正常运行，也使其能够一代一代繁衍于世，如果它的结构稍有变动，就会出现物种的变异，产生疾病。

核酸是由4种核苷酸多次重复聚合而成的长链，称为多核苷酸链，这4种核苷酸分别是腺嘌呤核苷酸、鸟嘌呤核苷酸、胞嘧啶核苷酸和胸腺嘧啶核苷酸，在不同的物种中，这些核苷酸的含量是不同的。

在哺乳动物体内，可以利用磷酸核糖、氨基酸、二氧化碳等简单物质为原料，经过一系列复杂的、在酶催化下的反应过程，合成嘌呤核苷酸；或者利用体内游离的嘌呤或嘌呤核苷经过一个相对简单的反应过程合成嘌呤核苷酸。核苷酸具有多种生物功能，包括：①作为合成核酸的基本原料，是核苷酸最重要的功能；②能源物质，如三磷酸腺苷（ATP）就是细胞的主要能量形式；③参与代谢和生理调节，如环磷酸腺苷（cAMP）是多种细胞膜受体激素作用的第二信使，参与细胞生理活动的调节；④组成辅酶，核苷酸可成为体内多种辅酶的组成部分；⑤活化的中间代谢产物，在体内复杂的代谢过程中，核苷酸可作为各种活性中间代谢物的载体。

常言道“流水不腐”，核酸具有重要的生物学功能，在体内也要不断进行合成与分解，这一过程正如流水源源不断，从而保持生物活性。在核酸的分解代谢中，就会不断有嘌呤产生，在一个由大分子物质破碎为小分子物质的过程中，嘌呤就是这条代谢路径上的一个中间产物。

嘌呤与血尿酸有什么关系？

嘌呤广泛存在于动植物的组织细胞中，是机体各种细胞核酸，即脱氧核糖核酸、核糖核酸的重要组成部分，嘌呤的分子量要较尿酸大，当嘌呤被分解之后，就会演变为分子量较小的尿酸，因此嘌呤与尿酸的关系有点类似于生物界的“父与子”的关系。

人体内的尿酸有2个来源，一是由体内核酸的分解代谢产生，这是一条复杂的由许多酶参与的代谢过程，在这个过程中，核酸这个大分子的物质不断被分解，生成嘌呤，最终生成尿酸。通过这条途径产生的尿酸为内源性尿酸。体内尿酸的另一个来源则是食物。食物中的核酸多以核蛋白的形式存在，核蛋白在胃中受胃酸的作用分解为核酸与蛋白质。核酸进入小肠后被水解生成单核苷酸，然后再进一步水解成核苷酸，核苷酸和核酸均可以被肠道吸收，它们被吸收后在肠黏膜细胞内又进一步被水解成为嘌呤或嘧啶。嘌呤则被氧化生成尿酸，通过这条途径生成的尿酸常称为外源性尿酸。

不论是内源性或者是外源性的尿酸，它的前身都是嘌呤，因此嘌呤与血尿酸之间存在明确的相互关系。

高尿酸血症是如何形成的？

正常情况下人体内尿酸的产生与排出处于一种动态平衡状态，使血尿酸水平保持在相对恒定的范围。而在一些人中由于存在遗传缺陷或某些疾病，就会使尿酸的生成大量增多，或因肾脏疾病导致尿酸排出减少，或者在短期内进食了大量富含嘌呤的食物，超过机体尿酸的代谢和清除能力，尿酸就会在血液中堆积起来，引起高尿酸血症。

对于高尿酸血症的发生原因，内源性的代谢紊乱可能更为重要。事实上，由体内的核酸等分解或者氨基酸、磷酸核糖以及其他小分子化合物合成而产生的内源性尿酸，约占体内尿酸总量的80%，而由摄入的食物中核苷酸分解而来的外源性尿酸则仅占体内尿酸总量的20%。因此在患者身体合并一些疾病的情况下，体内核酸嘌呤代谢通路上的一些酶可以存在异常，或者存在肾脏功能的减退，就很容易使血尿酸增高，这正所谓“内因在起作用”。另一方面存在这些疾病或者缺陷的个体，如果不注意饮食，摄入了较多的富含嘌呤的食物，就会使血中尿酸水平急剧升高；反过来，如果能够严格限制嘌呤的摄入，例如每日嘌呤摄入量减少到3mg时，会使尿酸水平降低。由此可见饮食因素是导致高尿酸血症不可忽视的“外因”。提倡健康饮食将有助于减少高尿酸血症的形成。

什么是痛风性关节炎？

关节炎是人们非常熟悉的病名，也是临床相当常见的疾病，是关节炎性疾病的总称。痛风性关节炎是众多关节炎类型中的一种，是由于血尿酸增高，尿酸盐结晶在关节、滑囊、软骨、骨质或关节周围组织以结晶形式沉积，并引起一系列炎症反应所造成的，通常是痛风的首发症状。局部损伤、寒冷、剧烈运动、酗酒使尿酸盐浓度升高，组织局部的酸碱度（pH）降低，尿酸盐结晶析出，同时炎性细胞释放细胞因子，并趋向局部堆积坏死。痛风性关节炎多有遗传因素和家族因素，好发于40岁以上的男性，多见于足趾的跖趾关节，也可发生于其他较大关节，尤其是踝部与足部关节。主要表现为关节的剧痛，常常为单侧性，突然发生，受累关节周围组织有明显肿胀、发热、发红和压痛，做血尿酸检查可以帮助诊断，应用药物治疗有较好的疗效。

高嘌呤食物、饮酒、受冷或劳累等因素易诱发痛风急性发作，夜间发病较多。首次发作足第一跖趾关节最常见（50%~90%），其次为足背、足跟和踝关节；5年左右膝关节发作；10年左右手腕和掌指关节发作。

痛风性关节炎分为急性痛风性关节炎和慢性痛风性关节炎2种类型。

急性痛风性关节炎以发作性的关节红、肿、热、痛及活动障碍为突出表现，发作突然，许多人在夜半熟睡中因针刺样、刀割般的持续、剧烈的疼痛而惊醒（图1）。发病关节局部发红、皮温升高、肿胀发亮、疼痛剧烈难忍，患者常伴有全身不适和发热。每次发作时90%为单一关节，偶可发生多关节炎。也可伴发热、白细胞增多等全身症状。发作常呈自限性，经过几天、几周后可逐渐缓解，关节功能亦可恢复正常。缓解后局部皮肤可出现不同程度的色素沉着、脱屑和瘙痒表现，不遗留关节损害。

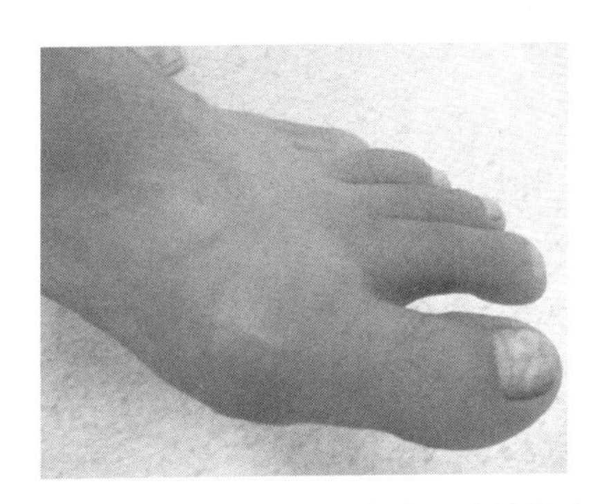

图1　急性痛风性关节炎（可看到跖趾关节有红、肿）

慢性痛风性关节炎是指在急性关节炎反复发作的基础上，导致关节结构及其软组织的破坏，关节出现不同程度的畸形和活动受限，有的出现痛风石。最容易发生尿酸盐沉积的组织为关节软骨，可引发软骨退行性改变，导致滑膜增厚、软骨下骨质破坏及周围组织纤维化，晚期可发展为关节僵硬和关节畸形。慢性关节炎一旦形成，往往是不可恢复的，而且在慢性的基础上仍可有反复的急性发作，使关节损害不断加重。发作间期短者数周，长者5~10年，半数于1年内复发，最终关节及其周围组织破坏致畸致残。为了防止急性痛风性关节炎转为慢性，必须采取有效的预防措施，积极控制急性关节炎的发作症状和频率，并努力彻底纠正高尿酸血症，使关节损害控制到最低限度。

脚趾及趾跖关节是痛风性关节炎最好发的部位，其中又以足拇趾关节及足趾跖关节为最常见，其次为跗、踝、跟、膝、腕、手指关节，再次为掌指关节及腕、肘关节等，较大的关节如髋、肩、骶髂关节受累机会较小，而下颌、胸锁、脊柱、胸肋等发生痛风性关节炎则更为少见。由以上痛风性关节炎发生部位可以看出，它主要侵犯手、脚、踝、腕等人体末端的小关节，而躯干部位的关节较少发生痛风性关节炎。这是因为这些末端的小关节具有以下几个有利于尿酸沉积的特点：末端小关节皮下脂肪很少、血液循环差、皮肤温度较躯干部位低，容易损伤、承受的压力大，血尿酸易于沉积。同时末端小关节由于血循环较差，组织相对缺氧，局部pH稍低，亦有利于尿酸沉积。下肢关节尤其是足拇趾在日常生活中承受压力最大，容易损伤，且局部温度低，故为痛风性关节炎的好发部位。寒冷、手术、饥饿、劳累、饮酒、暴饮暴食、感染、创伤以及长时间步行等因素容易诱发急性痛风性关节炎发作，通常以春夏和秋冬季节交替之时发作多见，其他季节发病较少。

什么是痛风石？

长期持续的高尿酸血症可导致尿酸盐在超饱和状态时形成细针状结晶析出，沉积在软骨、关节滑膜、肌腱及多种软组织处，引起慢性异物样反应，周围有单核细胞、上皮细胞、巨噬细胞所围绕，形成痛风石（又称“痛风结节”），为痛风常见的特征性表现。

痛风石外观呈黄白色大小不一的隆起，初起质软，随着纤维增生，渐渐坚硬如石。关节处的痛风石可导致骨质破坏以及慢性、继发性的骨性关节炎。一般从痛风初次发作到痛风石形成这一时间，短则几年，长则几十年，平均为10年左右。

由于尿酸盐不易透过血脑屏障，故除中枢神经系统外，几乎在所有组织中均可形成痛风结节，但以关节软骨及关节周围组织多见，可在耳轮、第一跖趾、手指、肘部等关节周围出现灰白色的硬结，最常见的累及部位是手脚的关节、耳郭；肘关节、跟腱及皮肤结缔组织等处是稍少见但却较经典的部位。体表痛风石的好发部位是外耳，尤其以耳郭和对耳轮多见，其次为尺骨鹰嘴、膝关节囊和肌腱，少数见于指、掌、脚、眼睑、鼻软骨、角膜或巩膜。

痛风结节的特征：①突出表皮呈淡黄色或白色圆形或椭圆形结节；②数目1至10余个不等；③大者如鸡蛋，小者只有米粒大小；④质地硬韧或较柔软；⑤随体积增大，关节附近易磨损，表皮菲薄或损伤破溃形成瘘管，流出白垩样尿酸盐结晶、碎块或糊状物，瘘管周围组织呈慢性肉芽肿不易愈合，但很少继发感染，可进一步损害皮下组织、滑膜、软骨、骨，造成组织断裂和纤维变性，软骨退变、骨折，最终导致关节僵硬、破溃、畸形（图2）。

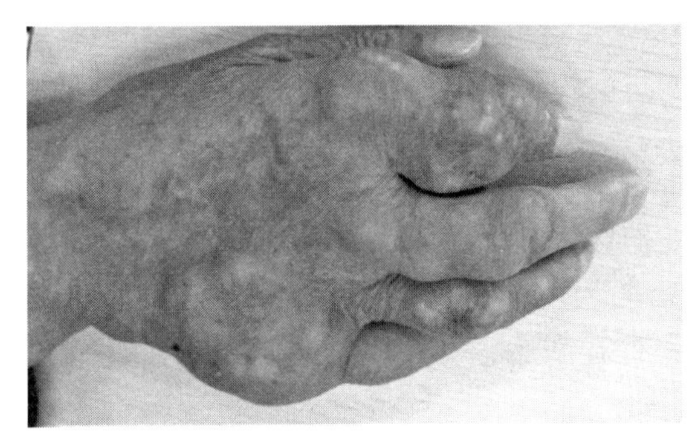

图2　在手背、掌指关节、指间关节满布大小不等、高出皮肤表面的痛风石，以至于手外观变形

尿酸盐沉积以及痛风石形成的原因是什么？

与高尿酸血症的程度、持续时间和治疗效果有关。痛风石更易发生于多关节受累、血尿酸浓度>535μmol/L、发病年龄小于40岁的患者。血尿酸在476μmol/L以下者，90%的患者无痛风结节；而在血尿酸浓度超过535μmol/L者，50%有痛风结节，多见于起病后的某个时期，平均为10年左右。总之，血尿酸浓度越高，病程愈长，发生痛风石的机会越多。由于尿酸有抑制细菌的作用，因而痛风石破溃继发感染少见。形成时间较短的质软痛风结节在限制嘌呤饮食、应用降尿酸药物后，可以逐渐缩小甚至消失。但发生时间长的质硬痛风石，由于纤维增生而不易消失。发生在手足肌腱附近的结石，常影响关节活动，有时需手术治疗。

影响痛风发病的因素有哪些？

饮食生活方式对痛风发病率的影响：早在古代就有人认为痛风与暴饮暴食有关。众所周知，高嘌呤、高蛋白质食物的摄入，大量饮酒是导致痛风的重要因素。饮食中蛋白含量低，痛风性关节炎的发病率就低，反之痛风的发病率就高。酒精中毒是影响痛风发作比食物更为重要的原因。乙醇可能在多个机制方面引起痛风，包括增加嘌呤产生和减少尿酸排泄，酗酒引起的痛风还可能与空腹状态、创伤、低温及低代谢性酸中毒有关。

性别与痛风发病的关系：痛风的发病有着很大的性别特征。血清尿酸的水平，青春期以前的男子平均值约196μmol/L，青春期后，男性血中尿酸值增加较女性快，然后维持高峰恒态，其值约309μmol/L，至中年后，血尿酸值逐渐增高。青春期后，女性血尿酸值上升不明显，于围绝经期后迅速上升达到与男性相似的水平。既往的研究资料表明，男性痛风占痛风发病人数的90%以上，女性患者占极少数，而在生育年龄发病者仅占0.08%。女性痛风患者绝大多数在绝经以后发病，在绝经前期痛风的发作十分少见。这是因为对于有月经周期的妇女，高浓度孕激素可抑制高尿酸血症。

年龄与痛风发病的关系：痛风的发病也有显著的年龄特征。原发性痛风以中年人为最多见，随着年龄的增长，痛风的患病率亦增长，大多发生于40岁以上的男性，在50岁左右达高峰。对儿童、绝经前妇女和30岁以下男性，痛风的诊断应该慎重。

妊娠与痛风发病的关系：在女性妊娠期，特别是妊娠的早期，由于肾上腺皮质激素分泌相应增加，有抗炎症作用，故痛风的发生率亦较低。所以对妊娠妇女诊断痛风须慎重，诊断时则应考虑继发性痛风。然而，亦有人报道妊娠期发生原发性痛风的个案。

种族对痛风发病率的影响：痛风是一种遍布全球的世界性疾病。研究报道累积痛风发病率在美国黑人为10.9%，在白种人为5.8%。在亚洲，日本痛风患病率最高，这与日本经济的迅速发展有关。20世纪90年代我国痛风发病率开始明显上升。

气候季节变化对痛风发病率的影响：许多证据表明痛风发作大多在春夏和秋冬季节交替之时，也就是在每年的3~4月份及10~12月份，有人发现这一时期血尿酸可有短暂性升高。痛风性关节炎季节性发病倾向主要与气温、气压及温度改变3项指标有关，其中气温变化为主要因素。

地理位置对痛风发病率的影响：地理位置对痛风的发病率可能有一定影响，但远不如民族、生活条件及遗传因素那么明显。在我国高原游牧业地区，如青海、西藏，痛风的发病率较高。特别是从平原进入高原者由于高山缺氧、红细胞增多、高山高血压及高山心脏病等，可继发急性痛风性关节炎。

有些药物也可以引起痛风。例如噻嗪类药物，器官移植后抑制免疫排斥的药物等。因此器官移植后在使用免疫抑制剂的同时，要注意联合使用一些药物来调节，预防痛风发作。

痛风有家族发病倾向吗？

高尿酸血症及痛风是一种先天性代谢缺陷性疾病，具有一定的家族聚集性，是一种复杂的多基因遗传性疾病。也就是说，患者可能存在调节控制代谢状态的基因缺陷，具有这种遗传背景的人，随着生活水平变化，物质的丰富，由生活较贫困转为较富裕状态，与其原来的生活环境、条件出现明显的差异时，机体与外环境之间的动态平衡就会被打破，导致疾病在具有相同遗传背景的家族中发病。早在公元前，就有人注意到痛风的家族群聚现象，在西方文献中有详细的叙述。双亲有高尿酸血症和痛风者，比单亲有高尿酸血症和痛风者发生痛风时病情重，且可儿童期发病。很多因素均可影响痛风遗传的表现形式，如年龄、性别、饮食及肾脏功能等。继发性痛风中糖原累积病Ⅰ型（Von Gierke病）是常染色体隐性遗传。

痛风患者可有家族遗传史，或称之为有家族性发病倾向，但在世代和家系中，痛风出现是不规则的。原发性痛风基本属于遗传性疾病，英格兰和美国的家族研究发现，40%~80%有阳性家族史，痛风患者的一级亲属中约25%有高尿酸血症，其遗传方式变异很大，可能是多基因遗传。发病年龄越小，有家族遗传的比例越高，80%的12~19岁患者和50%的25岁左右患者有家族史。痛风发病因素中有遗传因素，但是先天的条件是根本，后天的环境不可缺，只有后天的条件具备了才会发生痛风。

真正属先天性遗传引发的内源型痛风很少，到目前为止，已确定有2种先天性嘌呤代谢异常症是性连锁的遗传。其中一种是因为次黄嘌呤磷酸核糖转移酶缺乏症，造成次黄嘌呤生成次黄嘌呤核苷酸减少，合成黄嘌呤、尿酸量增多引起的痛风，称雷-奈综合征。另一种是5-磷酸核糖-焦磷酸合成酶活性增强，5-磷酸核糖-焦磷酸和谷氨酰胺合成次黄嘌呤核苷酸增多，进一步使合成尿酸增多而引发的痛风。多数学者认为，这2种酶异常引起的遗传性痛风，可能仅占痛风病例的1%~2%。多数文献中所说的痛风遗传倾向、有家族史和近亲患痛风的提法，只是痛风遗传的表现形式，与先天性遗传因素无直接关系。即便是嘌呤代谢过程中所致的尿酸合成过多引发的痛风，也多是后天获得因素引起的。

为什么说痛风是个古老的疾病？

痛风是一种十分古老的疾病，在数千年以前的埃及木乃伊身上已发现痛风的迹象。在公元前四百多年，人们对痛风已有一定的认识。在中世纪医学史中已有记载，19世纪人们证实了高尿酸血症与痛风之间的联系。最早描述痛风这一疾病特点的是古希腊的希波克拉底，他主要对痛风性关节炎的特征做了详细记载。在公元前5世纪，“医学之父”希波格拉底在他的文集中对痛风进行了记述。在中国的古代医学著作《黄帝内经》《伤寒论》等著作中，也有类似痛风症状的描述。但是“痛风”二字的真正出现，是在中国元朝名医朱丹溪的《格致余论》中，他认为痛风患者的四肢、百节都出现剧烈的疼痛，又称这个疾病为“白虎历节风”，意思就是说这个疾病疼痛的时候，像白色的老虎咬人那么痛。1679年列文虎克用显微镜观察到尿酸结晶，但当时并不知道是什么。1797年Wollaston析出尿酸钠盐，尝试解释痛风和尿酸的关系。1848年被称为现代痛风之父的英国人Garrod测出血中有尿酸存在，开启了生化检测之门。然而，真正对痛风有较深入的认识则是最近几十年的事情。在20世纪50年代以前，痛风在东方被视为少见病。第一次和第二次世界大战期间，由于饮食质量下降，痛风的发病率明显降低。第二次世界大战以后，日本经济的迅速发展，蛋白类食物大量增加，痛风成为盛行病。

关于“痛风”这个疾病的病名中医和西医诊断是统一的名词，但是里面的含义不完全相同。痛风，在英文中为“gout”，这是个来源于拉丁文的翻译词，从意思来讲，它含有“结节”“肿块”的意思。由于痛风性关节炎的患者，往往形成痛风石，在这种情况下关节上会形成很多结节，所以认为痛风是结节的代名词。关于痛风这个病名，根据我国古代医学的认识，我们也可以这样去理解它，即“痛”是这个疾病的特征，“风”是来无踪、去无影，这个名词可以代表这个疾病的临床症状，也就是以痛为发作的表现，发作来无踪、去无影。当然，这些原始的、初步的认识，在与今天已经取得的巨大科学发展之后的观点并不完全一致。

古今中外，许多帝王将相、社会名流、天才英杰就受尽了痛风的折磨。例如亚历山大大帝，法国路易七世和十四国王，英国皇后安尼，美国总统富兰克林，我国的元朝始祖忽必烈皇帝，英国诗人朱利亚斯·可赫姆，宗教领袖马丁路德，科学家牛顿、哈维等等。如此之多，不胜枚举。痛风从远古时代开始就已经是危害人类健康的元凶。

痛风的患病率高吗？

痛风患者遍布于世界各地，以中老年男性居多，40岁以后就逐步进入疾病的高发年龄阶段。在不同国家、地区、种族之间，高尿酸血症与痛风的患病率差异较大，但随着人们饮食结构的改变以及人均寿命的延长，患病率均呈逐渐升高的趋势。美国国民健康与营养调查（NHANES）的数据显示，美国痛风患病率从1988~1994年的2.64%上升到2007~2010年的3.76%。英国一项120万人的健康档案大数据显示，2012年痛风患病率为2.49%。在人种上也有明显差异，例如居住在美国的菲律宾人和马利西纳群岛的本土人的患病率就比较高。在新西兰的毛利人中，高尿酸血症患者中男性达27.1%，女性达26.6%，而痛风患病率则达到6.4%。我国目前还没有全国性的统计数据，但近10年来的调查发现，各地情况存在一定差异，高尿酸血症患病率为5.46%~19.30%，其中男性为9.2%~26.2%，女性为0.7%~10.5%；痛风患病率为0.86%~2.20%，其中男性为1.42%~3.58%，女性为0.28%~0.90%。与10年前国内资料相比，高尿酸血症和痛风的患病率均有明显升高，并呈现城市高于农村、沿海高于内陆的趋势。

纵观全球，不论是在国外还是国内，由于经济的迅速发展，人民生活水平的提高，蛋白质类食品摄入量明显增加。随着饮食结构的改变，不管是城市还是农村，痛风的发病率越来越高，特别是在节假日，痛风的发病率明显增高。因痛风在人群中越来越常见，正在成为一个需要人们认真关注、积极预防与治疗的疾病。

为什么说痛风的发病正在年轻化？

近年多项流行病学研究显示，高尿酸血症和痛风在我国不同地区尽管发病率不一，但均显著持续上升，好发于40~50岁的男性，且发病呈年轻化趋势，已成为常见病、多发病，危害患者的健康，而女性在绝经期之前几乎不得痛风。在我国，痛风发病为什么出现明显的年轻化趋向呢？究其原因主要有以下几个方面：

（1）摄入富含蛋白、嘌呤类食物人群迅速增多。随着我国国民经济的增长，物质生活水平的提高，人们的饮食结构发生明显的变化，尤其是20~40岁的年轻人饮食中含高能量、高嘌呤类物质者显著增加。资料显示，此年龄组的痛风患者发病前，90%以上有经常大量饮酒和嗜好食肉、动物内脏、海鲜等富含嘌呤类成分食物的习惯。

（2）肥胖的发生率大幅提高。调查表明，在40岁以下的痛风患者中，约85%的人体重超重。近10多年来干部和知识阶层的年轻化、经济收入的迅速增加、社会活动频繁等因素，均促使这一人群的饮食结构发生了变化。另外，由于工作繁忙等原因，在40岁以下的痛风人群中，多数人起居不规律，体力活动越来越少，出门坐车者增多，骑自行车、步行者渐少。生活富裕，又缺少足够的体育锻炼，肥胖是必然的趋势。研究结果证实，血尿酸水平与体重指数呈正相关。

（3）痛风的相关疾病发病率增高。近些年来在年轻人中，高脂血症、高血压病、心血管疾病、糖尿病等疾病的患病率增加，这些疾病和痛风一样也被称作富贵病，与饮食结构密切相关。此类疾病往往通过不同机制影响尿酸的代谢。体内甘油三酯的升高除影响嘌呤运转外，还能阻止尿酸从肾脏排泄。高血压病、心血管病及糖尿病均可使肾脏发生病变，影响尿酸在肾中的滤过及排泄，使体内尿酸水平升高而发生痛风。

哪些人群中痛风的患病率比较高？

1958年以前我国痛风患者很少，随着人民生活水平的提高，痛风的发病率才开始猛增。痛风是先天性遗传缺陷加上后天的一些内外因素共同作用的结果。早在古代痛风被认为是“富贵病”，因为它主要发生于生活条件优越的上层人士，多为帝王将相、富贵者所患。近代流行病学调查表明，在经济方面高收入、饮食营养良好的人群中，肥胖及体力活动较少者痛风的发病率远远高于一般人群和体力劳动者。越来越多的证据证明，血尿酸的水平与教育程度、经济收入和社会地位等呈明显的正相关。有人报告，痛风患者中，33%是富商、26%是医生和律师、20%是商贩、12%是技术工人、

9%是牧师和职员。但近年来，随着物质生活水平的提高，城乡差别、体力劳动与脑力劳动差别日益缩小，职业因素在痛风发病中的作用也越来越小，痛风已成为现代生活的文明病。

95%的痛风患者是男性，通常在中年发病。女性患者少见，常在绝经后发病。造成性别差异的原因尚不清楚，可能与男性应酬较多，喜饮酒和吃荤食有关。而女性由于体内雌激素可以促进尿酸排泄，在育龄期很少患痛风，但在绝经后，由于体内雌激素水平急剧下降，痛风的发病率接近同年龄的男性。原发性痛风是一种遗传缺陷性疾病，有一定的遗传倾向，有痛风家族史的人患该病的可能性更大。患有某些疾病可增加痛风发病的风险，包括糖尿病、肾脏疾病、肥胖和营养过剩。服用某些药物如利尿药，或手术及关节损伤都可能成为痛风的诱发因素。饮酒、高蛋白饮食、疾病或应激也会增加痛风发作的危险性。

痛风患者应该怎样调整饮食？

我们知道饮食因素在痛风的发病上起到推波助澜的作用。不加节制地暴食富含嘌呤的食物，尤其同时大量饮酒可使血尿酸水平显著升高，诱发急性痛风。临床上，常见到佳节、喜庆美酒佳肴后，出现发作性的关节肿痛。这些食物包括：①动物内脏如肝、肾、脑、肠；②某些海鲜、鱼虾类如鳀、沙丁鱼、虾和蟹；③过多的肉类（特别是牛羊肉）；④过多的豆类（豆腐、豆奶和豆浆除外）、蘑菇、花椰菜等。

因而痛风患者应当忌食高嘌呤食物如动物内脏、海鲜、酵母及啤酒等，但适量饮用葡萄酒对痛风无害，甚至可能有少许益处。另外，建议多饮水，每天2000ml以上，以矿泉水和果汁等为好，不推荐浓茶、咖啡、碳酸饮料。不能只吃蔬菜、水果，应该适当补充牛奶、鸡蛋、精肉等蛋白质，豆制品也不是绝对禁忌，否则会因为饥饿、乳酸增加，导致痛风更容易发作。一些海产品对痛风发作没有影响，例如海蜇头。

痛风患者应该怎样调整生活方式？

日常生活中，痛风患者应注意从以下3个方面进行生活方式的调整，可以避免或者是减少痛风的发作：第一，生活要有规律，注意劳逸结合；第二，尽量减少以车代步，多运动，使机体内部多余的热量燃烧掉，多余的能量变成二氧化碳和水，就不可能产生代谢性废物排出去，这样就减少痛风发作的机会；第三，优良的环境可以减少痛风，可以到公园里散散步，到水边去钓钓鱼，协调一下自己的生活。多运动，减少精神压力，调节好情绪，以去除其他疾病发病的基础。

痛风有什么危害？

痛风，是一种慢性代谢紊乱性疾病，以血中尿酸升高为主要特点。无症状的高尿酸血症的危害是增加血管壁损伤，已经成为导致冠心病、心肌梗死、脑梗死和肾功能衰竭等的独立危险因素。据2004年世界卫生组织公布的一项数据表明，90%以上的痛风患者会有不同程度的痛风石形成，其中约有1/3的患者会发生结石破溃，且几乎所有的结石破溃者因保养不当而最终截肢致残；25%的痛风患者会出现肾功能衰竭，其中有60%~70%的患者会因此而死亡；而且痛风患者的寿命普遍比正常人减少10~20年。痛风已经成为21世纪全球面临的新的亟待控制的疾病之一。

痛风对健康的危害主要表现在以下几个方面：

（1）痛风性关节炎：它可造成关节的破坏、畸形和功能障碍。痛风患者最重要的临床症状是间断性发作的痛风性关节炎，如果发作比较频繁，又得不到及时治疗就会造成关节的破坏、畸形和功能障碍。这种破坏与畸形一般是无法逆转的。这类患者占痛风患者的20%~25%，病史一般在8年以上。痛风患者一般病程超过5年就会出现痛风结石，单个小痛风石一般对身体没有多大影响，如果病情不断发展，随着痛风石的增多、增大，则将影响关节的活动，如足趾及踝关节部位的痛风石可影响行走；如果痛风石破溃将使患者痛苦不堪；若破溃处继发细菌感染，则局部会发生溃烂化脓甚至可能发生败血症或脓毒血症。

（2）对肾脏的损害：大约20%的痛风患者可发生肾内痛风结石，系由于尿酸在肾脏实质内沉积而成。高尿酸血症单独存在时一般不会出现肾功能不全，但当伴有高血压、动脉硬化、糖尿病、高脂血症时可出现进行性氮质血症。极少数患者可因痛风急性发作，血尿酸急剧升高而在短期内发生急性肾功能衰竭，痛风性肾病是痛风患者死亡的主要原因之一。

（3）骨骼损伤：极少数痛风患者可引起全身性骨质疏松和骨折。

（4）合并其他疾病：痛风患者可同时患有肥胖、高血脂、糖尿病等代谢紊乱疾病，易患胆囊炎、胆石症。痛风患者合并冠心病的发生率约为非痛风患者的2倍。因为尿酸盐可直接沉积于动脉血管壁，损伤动脉内膜，刺激血管内皮细胞增生，诱发血脂在动脉管壁沉积而引起动脉粥样硬化。

单纯的高尿酸血症及一般的痛风性关节炎发作本身不会直接造成患者死亡。下列几种情况是引起痛风患者死亡的主要原因：

（1）痛风造成肾脏病变，使肾功能受到损害，最后发展为慢性肾功能衰竭和尿毒症，最终有的患者不得不依靠换肾来维持生命。有报道提到在病程超过10年以上的痛风性肾病患者中，因慢性肾功能衰竭或尿毒症而死亡的占总死亡原因的20%~30%。轻度高尿酸血症不影响肾功能或仅有轻度肾功能受损，持续严重的高尿酸血症可导致肾功能明显受损。肾功能正常的尿酸性肾病患者的尿尿酸排出量增多，肾功能衰竭时排出量减少，慢性尿酸性肾病早期表现为轻到中度蛋白尿，有或无显微镜下的血尿，血尿酸增高。慢性尿酸性肾病患者常伴有痛风及尿酸性肾结石，常合并高血压及肾盂肾炎，而高血压又可进一步加重肾损害。

（2）皮肤的痛风石破溃后未及时采取治疗措施，又不注意清洁卫生，结果造成细菌感染，蔓延到血内引起菌血症和败血症，这种情况十分少见。

（3）痛风性肾结石或肾盂积水、膀胱结石等容易引起顽固性泌尿系统感染，尤其是肾盂肾炎。有时由于未及时与彻底治疗而引起脓肾或坏死性肾乳头炎、败血症等。

（4）痛风并存的一些疾病如高血压、动脉硬化、冠心病、糖尿病等也是重要的死亡危险因素，例如脑血管意外、心肌梗死、心力衰竭、致命性心律失常以及糖尿病引起的一些急、慢性并发症等。这些并存的疾病在痛风患者的死亡原因中占有一定的比例。因此，除积极治疗痛风外，应高度重视对这些并存疾病的防治，可使痛风患者的死亡率大大降低。在55岁以上的痛风患者中，其死亡的主要原因是心血管疾病，而不是肾脏病变。所以，积极防治痛风患者的心血管疾病显得尤为重要。

病因篇

- 痛风的病因是什么?
- 血中的尿酸是哪来的?
- 饮食与痛风有什么关系?
- 饮酒会促进痛风发作吗?
- 为什么吃海鲜、喝啤酒后痛风会发作?
- ……

痛风的病因是什么？

近年来痛风这个代谢性疾病越来越受到关注，什么是痛风？痛风又是如何发生的呢？我们知道，体内存在一种名为嘌呤的物质，它的最终代谢产物为尿酸，体内血液中的尿酸每天处于不断生成和排泄过程中。正常人每升血中所含尿酸维持在一定的浓度范围内，男性为420μmol以下，女性则不超过357μmol。当嘌呤的合成与分解过程发生紊乱，或尿酸排泄障碍时血中尿酸水平升高可导致高尿酸血症，当血尿酸浓度过高时，尿酸即以钠盐的形式沉积在关节、软组织、软骨和肾脏中，引起组织的异物炎症反应，从而导致痛风的发生。

痛风的发生与多种因素有关，归纳起来可有以下几个方面：①遗传：遗传基因方面的缺陷导致体内嘌呤代谢过程紊乱，使尿酸生成增加、排泄减少。美国报道6%~22%的痛风患者有家族史，而国内报道有痛风家庭史者也达5.6%~13.6%。②饮食：美味佳肴人人都喜爱，但长期摄入富含高嘌呤的食品，易导致高尿酸血症及痛风的发生。③药物：噻嗪类利尿药、阿司匹林、β－内酰胺类抗生素等可干扰尿酸从肾脏排泄，可导致高尿酸血症、痛风的发生。④其他因素：如性别，男性更容易发生痛风。年龄，40~50岁是痛风的高发年龄。此外，久居寒冷之地，工作紧张，压力过大等，都可导致痛风发病。

血中的尿酸是哪来的？

尿酸是嘌呤代谢的最终产物，体内的尿酸主要来源于两个方面：

（1）人体细胞内的核酸和蛋白质分解代谢产生嘌呤类化合物，经过一些酶的作用而最终生成内源性尿酸。

（2）食物中所含的核酸及核蛋白成分，经过消化后，经一些酶的作用生成嘌呤类化合物，再进一步分解成为外源性尿酸。也就是说食物中所含的嘌呤为体内外源性尿酸的来源。高嘌呤的食物包括海鲜、动物内脏、豆类等等。

尿酸的生成是一个很复杂的过程，需要一些酶的参与。这些酶大致可分为两类：一类是促进尿酸合成的酶，主要为5-磷酸核酸-1-焦磷酸合成酶、腺嘌呤磷酸核苷酸转移酶、磷酸核糖焦磷酸酰胺转移酶和黄嘌呤氧化酶；另一类是抑制尿酸合成的酶，主要是次黄嘌呤-鸟嘌呤核苷转移酶。在一些疾病情况下，由于各种因素可导致这些酶的活性异常，例如促进尿酸合成酶的活性增强，抑制尿酸合成酶的活性减弱等，从而导致尿酸生成过多。或者由于各种因素导致肾脏排泌尿酸发生障碍，使尿酸在血液中聚积，产生高尿酸血症，发生痛风。

饮食与痛风有什么关系？

体内尿酸的一大来源为食物中所含的嘌呤，因此痛风虽然与基因缺陷有关，但与饮食的关系也非常密切。在食物匮乏的贫穷年代，痛风的发病率很低，而随着生活水平提高以及饮食结构改变，痛风的发病率明显升高。例如，1948年由于我国人民生活极度贫困，仅查到2例痛风的病例报道，到1958年时也只有20多例的病例报道。近年来随着生活水平的提高，人们的饮食结构发生了巨大的变化，肉食增多，酒类消耗倍增，因此痛风患者也成千上万地增多。仅2016年，在国家风湿病数据中心网络注册及随访研究的27个省市的100家医院，就登记了6814例痛风有效研究病例。这提示痛风与饮食密切相关，在经常进食较多高嘌呤食物、长期饮酒的人群中，痛风的发病率明显升高。如果控制总热量，减轻体重，尽量限制高嘌呤食物例如海鲜、动物内脏、豆类等的摄入，保持合理的饮食结构，血中的尿酸水平也会随之下降。因此可以说，从饮食中摄入的嘌呤含量多少与痛风的发生发展是有关联的，而饮食控制及改变饮食结构则一直是痛风治疗的基础。

饮酒会促进痛风发作吗？

临床上经常会见到因饮酒导致痛风急性发作的患者，甚至可见有的患者饮用中药泡制的药酒后导致痛风急性发作的病例。饮酒已经被列为痛风发作的重要诱因之一，这是由于酒精的主要成分乙醇可使体内乳酸增加，而乳酸可抑制肾小管对尿酸的排泄；乙醇还能促进嘌呤分解而直接使血尿酸升高；同时，酒类本身可提供嘌呤原料，如啤酒内就含有大量嘌呤成分。因此，大量饮酒可致痛风发作，长期慢性饮酒可发生高尿酸血症。研究发现，随着酒精摄入量的增加，患痛风的可能性也随之增加。饮酒最多者患痛风的可能性是从不饮酒者的2.5倍。每天饮用12盎司的啤酒，就会使痛风发生的概率增加50%。痛风患者最好戒酒，一时戒不掉也要注意避免大量饮酒，更忌酗酒。

为什么吃海鲜、喝啤酒后痛风会发作？

虽然痛风发作来去如风，使人猝不及防，但还是有迹可循的。痛风发作主要和饮食有关，往往出现在进食大量高脂肪高蛋白的饮食后。海鲜由于营养价值高，味道鲜美，受到了大多数人的青睐。特别是那些讲究饮食健康的人，认为海鲜的脂肪含量低，所以是健康食物，可以大量摄入，孰料汝之蜂蜜，彼之砒霜，海鲜食物中含有大量的嘌呤，在体内代谢后生成尿酸会诱发痛风，对于那些痛风好发人群来说无疑是一味美味的“毒药”了。更有些人喜好吃海鲜同时再喝点小酒，只觉得对酒当歌，夫复何求。殊不知酒精容易使体内乳酸堆积，对尿酸排出有抑制作用，特别是啤酒本身即含有大量嘌呤，可使血尿酸浓度增高。同时海鲜富含嘌呤和核苷酸两种成分，而啤酒中则富含分解这两种成分的重要催化剂维生素B_1。因此吃海鲜的时候喝啤酒无疑是雪上加霜，极易导致血尿酸水平急剧升高，诱发痛风。所以在大快朵颐的时候，千万要留神您吃下去的究竟是蜜糖还是毒药。

哪些人容易患痛风？

痛风在临床上以40岁以上的中年男人最常见。肥胖、高血压、2型糖尿病患者痛风的发病率较高。筵席不断者，常吃火锅者发病率也高。近年来痛风已成为常见病和多发病。一组权威调查数据显示：近年来我国人群中痛风患者持续增加，其中95%为男性，而且患者有年轻化的趋势，引起医学界的高度关注。痛风病具有一定的遗传倾向，因此对于家族有痛风史的人，应注意有患痛风的可能。除先天因素外，后天因素也对痛风发生有很大的影响，从不同的方面分析，痛风发病人群有如下特征：

性别因素：男人比女人易患痛风，男女发病比例为20∶1。而且，女性患痛风几乎都是在绝经以后，这可能与卵巢功能的变化及性激素分泌的改变有一定的关系。

年龄因素：年龄大的人比年轻人易患痛风，高峰的发病年龄约为45岁。不过，由于近年来人们生活水平普遍提高，营养过剩，运动减少，痛风正在向低龄化发展。现在30岁左右的痛风患者也很常见。

体重因素：肥胖的中年男性易患痛风，尤其是不爱运动、进食肉类蛋白质较多、营养过剩的人比营养一般的人易患痛风。

职业因素：企事业干部、军人、教师、私营企业主等社会应酬较多和脑力劳动者易患痛风。

饮食因素：进食高嘌呤饮食过多的人易患痛风，贪食肉类的人比素食的人易患痛风。

饮酒因素：酗酒的人较不饮酒的人易患痛风。

肾功能减退者容易发生痛风吗?

体内血尿酸每天都处于不断的生成及排泄过程中，只有生成与排泄处于一种动态平衡，才可以保证血尿酸水平稳定在正常范围内。痛风的最基本的病理变化是存在高尿酸血症。产生高尿酸血症的原因，一方面可能是体内生产过多，另一方面则可能是排泄不畅。这两方面的原因可以单独存在，也可以同时存在。由于尿酸主要经肾脏排泄，当肾功能减退时，就会影响到尿酸的排泄，一旦出现尿酸排泄减少，势必会造成血尿酸水平的升高。可以说，不论体内尿酸生成情况如何，肾脏作为体内尿酸排泄的主要脏器，在维持尿酸水平方面起着重要作用。当肾功能减退时，体内嘌呤代谢产生的尿酸不能及时有效地排出，从而导致高尿酸血症及痛风的发生。因此，慢性肾小球肾炎、肾盂肾炎、多囊肾等疾病造成肾功能减退时，常常会引起血尿酸浓度升高，最终导致痛风的发生。

为什么说痛风是“富贵病”？

痛风自存在以来被认为是王公贵族病，它的发生与多食美味佳肴、营养过剩有关。营养条件好的人比营养条件差的人易患痛风，也就是说生活条件优越的富人比生活条件差的穷人更易得痛风。例如，在战争年代与饥荒蔓延的岁月，痛风的发病人数少而又少，而在和平安定年代，在物质供应十分充裕的情况下，痛风的发病人数则明显上升。又如，日本的相扑力士由于每日摄入过量的营养，特别是蛋白质摄入量较多，致使他们身体肥胖过度，患痛风的概率比一般人高出好几倍，这进一步说明痛风确是一种富贵病。从痛风患者职业分布方面来分析，也可间接证明痛风是一种“富贵病”。痛风患者以干部、高级知识分子、企业家及其他从事脑力劳动者居多，因为这些人工作条件优越，体力消耗极少，待遇又较为丰厚，因而生活水平也较高，也就容易患发痛风。

痛风之所以是一种“富贵病”，归根结底是因为富裕人群的饮食较丰富，经常吃一些鱼类、肉类等，而这些食物中的嘌呤类物质含量一般都很高，容易导致痛风的发生。当然，并不是说富贵之人就必患痛风，只是说这些人患发痛风的可能性要多一些。不管什么人，只要平时注意饮食调理，多锻炼身体，保持正常的体型，则患发痛风的可能性会大大减小的。

痛风会遗传吗？

痛风具有遗传性这一点很早就被临床医生所观察到。临床上痛风患者有家族史者发病率达10%~20%，反过来在痛风患者的近亲中，有10%~25%有高尿酸血症，提示原发性痛风多与遗传相关。一些继发性高尿酸血症也与先天性遗传性疾病，例如I型糖原累积症并存。因此，痛风可以遗传是肯定的。

痛风遗传缺陷的本质和其他遗传性疾病一样，主要是基因突变。基因存在于人的细胞染色体上，它携带有遗传密码，对蛋白质及酶的合成起控制作用，可以影响新陈代谢。痛风就是由于控制尿酸生成的一些酶的基因发生了突变，从而导致尿酸生成增多。痛风的遗传方式一般是常染色体显性遗传或常染色体隐性遗传，部分则为性连锁遗传，即X连锁隐性遗传。I型糖原累积病，是常染色体隐性遗传；次黄嘌呤磷酸核糖转移酶（HGPRT）缺乏，磷酸核糖焦磷酸（PPRP）合成酶结构异常和流行性过高，则为性连锁隐性遗传；不完全性次黄嘌呤磷酸核糖转移酶缺乏所致原发性痛风是女性携带传递，男性发病；绝经期后女性发生痛风与次黄嘌呤磷酸核糖转移酶缺乏有关。

有哪些药物可诱发痛风？

痛风患者常合并其他如高血压、糖尿病、高脂血症及动脉硬化等疾病，需同时服用多种药物，此时要警惕一些药物会诱发痛风。常见的有氢氯噻嗪、呋塞米，这一类药物可能会用于高血压的治疗。小剂量阿司匹林常用于动脉硬化症和冠心病的患者，长期服用可抑制尿酸排泄；其他一些抗结核药物如：吡嗪酰胺、乙胺丁醇以及烟酸、乙醇等均能引起血尿酸浓度升高。另外有30%~84%的肾移植患者可发生高尿酸血症，可能与长期使用免疫抑制剂抑制了肾脏排泄尿酸有关。

为何痛风多见于男性？

近年，痛风发病率逐渐增加，但是痛风患者中绝大多数为男性，为何痛风会如此“重男轻女”？这其中既有内因又有外因。有研究发现女性体内雌激素能促进尿酸排泄，并有抑制关节炎发作的作用，男性缺少了此保护屏障，自然更容易有血尿酸升高，痛风发生。而女性进入绝经期后，随着雌激素水平的下降，痛风的发病率也随之增加。当然由于男性不同于女性的生活方式也使得痛风更加偏爱男性。男性喜饮酒、喜食富含蛋白质和嘌呤的荤食，相比女性有更多的饭局、宴会。常吃火锅者，火锅原料中的动物内脏、虾、贝类、海鲜等，嘌呤含量极高，涮一次火锅比一顿正餐摄入嘌呤高10倍，甚至数十倍。吃火锅的同时再饮啤酒，更是火上添油，一瓶啤酒可使尿酸升高一倍。如果男性再缺少足够的运动，极易造成营养过剩，体重增加，体内尿酸水平增加，排出减少，痛风自然也就相伴而生。如果男性体型肥胖又具备痛风家族史，就应做到饮食清淡，荤腥不要过量，低脂低糖，不要酗酒。痛风与糖尿病一样是终身疾病，如果一旦诊断为痛风，就应控制饮食，多食含“嘌呤”低的碱性食物，如瓜果、蔬菜。肉、鱼、海鲜都在限食之列，辛辣、刺激的食物也不宜多吃。要多饮水，以利体内尿酸排泄，还应下决心戒酒。

什么是原发性痛风？

痛风可以分为原发性痛风和继发性痛风。原发性痛风是由于先天性因素所致的痛风，其病因为多基因遗传方面的缺陷，其中有一部分遗传缺陷已经明确，有的则还不明确。因此我们可以发现痛风多有家族聚集倾向，即一个家族中会有多个痛风患者。另外原发性痛风患者多数体型偏胖，常常同时患有糖尿病、高血压病、高脂血症等。

引起原发性痛风的原因是什么？

原发性痛风是由先天性因素引起，与遗传有密切关系，也就是说痛风患者常常有家族史，往往亲属中也有人患有痛风。目前知道痛风与多个基因有关，确切的原因还不是完全清楚，但仍可分为肾脏排泄尿酸减少和体内尿酸生成增多。原发性痛风中90%以上存在肾脏排泄尿酸减少。肾脏是尿酸排泄的主要脏器，肾脏滤出的尿酸减少，或对尿酸的重吸收增加，都可以引起血尿酸升高。同时一些患者存在尿酸生成增多，引起尿酸生成增多的原因主要是嘌呤代谢酶的缺陷促进了嘌呤转变为尿酸，导致了痛风的发生。酶的缺陷都和相应的基因缺陷相对应，但目前这种对应关系还没有完全确定下来。当然，除了先天因素，后天生活方式也是引起原发性痛风的重要原因。原发性痛风被称为富贵病，与营养过剩，长期高嘌呤饮食有密切关系。因此我们看到的原发性痛风患者多数都是大腹便便，生活条件优越，每日里是山珍海味加美酒，出门均以车代步，表面看起来似乎是惹人羡慕，殊不知暗中却隐患重重，正是这种优越的条件为痛风提供了滋生的土壤。不知不觉中尿酸一天天升高，痛风一日日逼近。终于夜间从梦乡中痛醒，抱着红肿热痛的脚来医院求治，方知一切都是条件优越惹的祸，都是山珍海味犯的错，后悔晚矣。从此以后只能与美酒佳肴说再见，否则痛风就会给你颜色看。

什么是继发性痛风？

继发性痛风是由于患有其他疾病，或者是服用了一些药物破坏了机体内尿酸代谢的平衡，引起尿酸生成增加，或者尿酸排出减少，最终导致血尿酸增加，痛风发生。继发性痛风与原发性痛风在临床表现上也有不同之处，继发性有明显的其他系统性疾病，血尿酸浓度常较原发性者为高，尿路结石的发生率亦高。但由于病程不长，关节症状不如原发性者典型，且往往被原发疾病所掩盖，不易被发现。由于患者大多病情垂危，生存期短，因此痛风的慢性期表现比较少见。临床上常见的引起继发性痛风的原因主要慢性肾脏疾病，血液病及其化疗放疗，各种原因引起的酸中毒，多种药物引起，铅中毒，酒精过量，饥饿状态等等。

引起继发性痛风的原因是什么？

有很多疾病和药物可以引起继发性痛风，主要可分为四大类，①继发于其他先天性代谢性疾病；②继发于其他系统的疾病；③继发于某些药物；④其他一些因素。例如：各种肾脏疾病，包括高血压引起的肾血管疾病，肾病的晚期，肾功能出现衰竭，不能有效地将尿酸排泄出体外，尿酸滞留体内，可使血尿酸达很高水平；血液病及其化疗放疗：诸如多发性骨髓瘤、急性白血病、淋巴瘤、红细胞增多症、溶血性贫血等血液病患者体内大量细胞核破坏，细胞核内存在的核酸分解时会产生大量的尿酸，也就是体内的尿酸来源明显增加，血尿酸水平自然也就升高了；还有各种原因引起的酸中毒：如糖尿病酮症酸中毒，体内酸中毒时会抑制肾脏对尿酸的排泄，尿酸排出减少导致高尿酸血症，诱发急性痛风性关节炎；还有一些先天性疾病如糖原累积病Ⅰ型（von Gierke's病），也继发有尿酸的升高。长期服用后能够引起尿酸升高的药物有氢氯噻嗪、呋塞米、吡嗪酰胺、小剂量阿司匹林、乙胺丁醇、乙醇、烟酸等，均能抑制尿酸排泄；另外慢性铅中毒、酒精亦能使尿酸排泄受抑制，尿酸增加。急性心肌梗死、一次大量吸烟、癫痫持续状态、与体力不相称的剧烈运动，均可使体内的ATP大量分解成尿酸，导致血尿酸继发性升高。

为什么肥胖患者容易患痛风？

痛风多见于肥胖者。体重超过标准体重的20%就称为肥胖症。我国由于经济快速成长，生活水平明显提高，饮食结构发生了改变，高热量、高脂肪的摄入明显增加，加上饮酒以及运动量的减少使得肥胖的人越来越多。过去食量大曾经被当作是“身体好”，肥胖也一度被认为是“福相”，大腹便便更曾被看作惹人羡慕的“气派”体型。其实不然，这种福相、气派所带来的是一系列与肥胖有关的疾病，痛风、糖尿病、高血压、高脂血症以及冠心病都接踵而至，让这些胖子的健康变得异常脆弱。为什么这么多的疾病如此偏爱胖子呢？毋庸置疑，肥胖者大多摄食超量，嘌呤的摄入自然增加，而且肥胖不但会使尿酸合成亢进，造成高尿酸血症，也会阻碍尿酸的排泄，血清尿酸盐含量也随着人体体表面积的增加而升高，从而引起痛风。如果控制饮食，减轻体重，高尿酸血症也会有不同程度的改善，因此痛风与肥胖有着密切的关系。胖是由于脂肪在身体的堆积造成，脂肪除了能够帮我们身体保温以外，它们还有着许多作用：脂肪的大量堆积可以让我们体内的很多激素水平发生改变，使糖、脂肪、嘌呤的代谢发生紊乱；脂肪还会产生和释放很多不利于健康的因子来破坏我们原有的平衡。久而久之，血糖越来越高，血压越来越高，尿酸越来越高，血脂越来越高，于是“四高”出现，并且它们相互影响，共同发展，构成恶性循环，严重威胁我们的健康。

痛风患者为何常有高脂血症？

痛风患者常常会发现自己的化验单中升高的并不是只有血尿酸，甘油三酯、胆固醇往往也超出正常范围，据调查有75%~84%痛风患者合并高甘油三酯血症。甘油三酯升高程度与血清尿酸含量升高呈正相关。痛风患者为何常有高脂血症呢？痛风与高脂血症在发病人群及疾病特点上均有相似之处。两者都有一定的遗传倾向，流行情况也相似，都是集中在生活条件相对优越的区域。痛风与高脂血症都是代谢综合征的组成部分，都是富贵病，均与营养过剩有关。这两种疾病的患者有着相似的饮食生活习惯：饮食热量过高，脂肪类比例不合理地增加，喜食荤菜，内脏类食物进食过多，再加上饮酒以及缺乏运动，导致血脂和尿酸同时升高。痛风与高脂血症大多见于体型偏胖的患者，脂肪堆积，体重增加，体内代谢发生紊乱，出现胰岛素抵抗和高胰岛素血症，进一步破坏了脂肪、嘌呤的代谢，久而久之造成高脂血症、高尿酸。因此痛风与高脂血症经常相伴而生。

痛风与糖尿病有关系吗？

痛风与2型糖尿病都是代谢综合征的组成部分，它们常常相伴而生，并且相互影响，共同发展。痛风和2型糖尿病在发生、发展过程中有很多相同之处：①二者都有遗传倾向，痛风和2型糖尿病遗传现象都普遍存在，痛风的遗传因素已被公认，是多基因常染色体显性遗传，有10%~25%的痛风患者有家族史。而糖尿病患者的子女患糖尿病的概率也明显增高。②痛风和2型糖尿病都被称为“富贵病”，与营养过剩、饮食结构不合理、饮酒过多、运动减少、身体肥胖有密切的关系。③二者发病情况相似，目前都在暴发流行和发展中。据统计，新中国成立之初，痛风在我国属罕见或少见病，在改革开放生活水平明显提高后，痛风发病率明显增加，现在已成为常见病。糖尿病也有着类似的发展轨迹，20世纪70年代，我国糖尿病的患病率不足1%，到现在我国经济发达的城市的患病率已超过9%。痛风与糖尿病发病的地域也存在相似之处，即沿海经济发达地区二者的发病率高于内地经济不发达地区，城市高于农村。因此痛风与糖尿病可以说是“亲如姐妹”。二者都与近些年人们的生活水平提高、饮食比例失衡、摄入食品的能量过高、摄入富含嘌呤的食物过多有密切关系，其结果导致糖和嘌呤代谢紊乱，表现为血糖、血尿酸水平升高。加之大量饮酒、缺乏运动等因素，导致肥胖者迅速增多，肥胖又引发了高胰岛素血症、胰岛素抵抗，进一步促使了糖、脂质和嘌呤等的代谢紊乱，最终导致糖尿病、痛风、高血压、血脂紊乱等疾病的急剧增加，这些疾病又都会影响肾脏功能，致使肾功能受损，尿酸排泄减少，血尿酸升高，高尿酸血症和痛风的发病率随之增高。

痛风患者为何常常有血中胰岛素水平升高？

单纯性高尿酸血症是比较少见的，一般情况下痛风与多种疾病，如高血压病、高脂血症、冠心病、糖尿病、肥胖等相伴而生，称为代谢综合征。因此代谢综合征像一个大家庭，痛风是其中的一个成员。这么多的成员为什么会组合在一起形成一个关系密切的大家庭呢？因为他们都是胰岛素抵抗和高胰岛素血症这个环境下的产物。痛风、高血压、糖尿病以及高脂血症共同生活在高胰岛素血症这个肥沃的土壤上，并且根脉相连，互相促进，共同生长。代谢综合征的患者体型肥胖，脂肪的堆积，尤其是在腹部的堆积，也就是有着将军肚的患者，会导致胰岛素的敏感性下降，即胰岛素的效率减低，正常状态下的胰岛素不能满足自身的需要，我们把这种状态称为胰岛素抵抗。胰岛素是我们体内主要的降血糖激素，为了满足自身胰岛素的需要，我们的胰岛细胞不得不增加“劳动”，多分泌一些胰岛素，形成代偿性胰岛素增加，于是出现了高胰岛素血症。正常情况下，胰岛素能刺激肾小管对尿酸的再吸收，胰岛素抵抗和高胰岛素血症使尿酸再吸收增加，导致高尿酸血症，因此痛风患者常常有血中胰岛素水平升高。

为何痛风患者常合并高血压？

痛风与高血压病可以说是关系密切，互相促进。痛风患者有40%~50%伴有波动性高血压。通常多在急性痛风性关节炎发作后血压开始升高，年龄常在40岁以后。高血压患者中高尿酸血症发病率显著高于一般人群，在未治疗的高血压患者中约占58%。

一方面痛风患者可因损伤肾功能后引起肾性高血压。另一方面，痛风与高血压都是代谢综合征的组成部分，常先后或同时出现。两者都有一定的遗传倾向，有着相似的发病人群，患者常合并肥胖，与营养过剩、活动减少有关。有学者认为高尿酸血症与高血压病可能有相关性，并认为高尿酸血症是高血压的一个危险因子，有高尿酸血症者易患高血压病。这可能与痛风患者常体型肥胖，伴有胰岛素抵抗、高胰岛素血症，导致体内一系列代谢紊乱有关。

高血压对尿酸的代谢也有一定的影响，因为高血压本身有引起肾功能减退的趋向，进而影响肾脏排泄尿酸的功能。长期高血压能够引起肾小动脉硬化，致肾脏排泄尿酸减少。高血压时收缩血管的激素——血管紧张素儿茶酚胺的浓度升高，使肾血流量减少，肾小管缺氧，乳酸生成增多。而乳酸对尿酸排泄有竞争性抑制作用，影响肾排泄尿酸，造成尿酸潴留，最终引起继发性尿酸升高。高血压患者长期使用的一些控制血压的药物中，多含有如噻嗪类、氨苯蝶啶等利尿剂，长期服用这些药物可使尿酸排出减少，导致继发性尿酸升高。

因此，痛风和高血压不仅同时存在，而且互相促进，共同加重肾脏功能的衰竭，引起血压和尿酸的进一步升高，加快病情进展。

为什么痛风常常合并冠心病？

说起高尿酸，大部分人只会联想到痛风。的确，长期高尿酸是引起痛风发病的先决条件。但高尿酸血症并不仅仅意味着痛风，除了痛风，尿酸高还是许多疾病的危险指征。调查数据显示，高尿酸血症人群罹患冠心病死亡的概率是尿酸正常人群的5倍。那么痛风与冠心病之间究竟是怎么样的关系呢？西医学认为高尿酸血症的损害不只局限于关节及肾脏，高尿酸血症作为代谢综合征的一个组成部分，它所代表的是一种炎症状态，是发生动脉硬化的危险信号。因此高尿酸血症已经被看作预测动脉硬化和心脑血管病死亡的独立危险因素，可以用血尿酸来预测心脑血管疾病。那么痛风患者易合并冠心病的原因是什么呢？目前认为：尿酸盐既可以直接沉积于动脉血管壁，也可以刺激血管内皮细胞增生和脂质在动脉管壁沉着，久而久之导致动脉管壁增厚、变硬和管腔狭窄，从而引起动脉硬化的发生。另外与痛风并存的其他因素如肥胖、高脂血症、高血压、糖尿病等均为动脉硬化、冠心病的危险因素，它们共同作用，相互促进，导致动脉硬化的发生和发展，最终引起心脑血管疾病。

什么叫代谢综合征？

代谢综合征不是一个独立的疾病，而是一种合并高血压以及葡萄糖与血脂代谢异常的一组疾病或症状群。这些患者常常体型偏胖，同时患有高血压、高血糖、高脂血症等多种疾病，俗称“三高”人群。随着人们生活水平逐渐提高，生活方式也较以前发生了很大变化。人们外出就餐越来越多，一有时间不是做“沙发土豆”就是沉迷于电脑前，活动是越来越少，造成一大批肥胖人群的产生，这种肥胖人群主要表现为腹部的肥胖，这在医学上称为腹型肥胖，又称中心性肥胖。他们的体重甚至可能并不超重，但是腰围远远大于正常人群。如果具备以下五项指标中任意三项或更多就可以诊断为代谢综合征：

（1）腹部肥胖：腰围男性>90cm，女性>85cm。

（2）血甘油三酯（TG）≥1.7mmol/L。

（3）血HDL–C<1.04mmol/L。

（4）血压升高：收缩压≥135mm汞柱或舒张压≥85mm汞柱，或已接受相应治疗或此前已诊断高血压。

（5）空腹血糖≥6.1mmol/L或糖负荷后2小时血糖≥7.8mmol/L或有糖尿病史。

具有代谢综合征特点的人群心脑血管疾病的发病率成倍增加，明显高于非代谢综合征者。很多中年人甚至年轻人在不知不觉中就有了冠心病、脑动脉硬化等老年人才会有的疾病，这也是目前频频被报道的中青年人猝死的原因之一。代谢综合征中的每一种成分都是心血管病的危险因素，它们的联合作用更强，所以有人将代谢综合征称为“死亡四重奏”。所以千万别小看人胖了点，血压高了点，血糖高了点，血脂乱了点，这些一点点加在一起，最后会让你后悔莫及！

尿酸升高为何会产生疼痛？

血尿酸升高会造成尿酸溶解度下降，最终会以尿酸盐微小结晶的形式沉积在关节滑膜、软骨、肌腱及关节周围的软组织。这些尿酸盐被白细胞吞噬，白细胞在吞噬尿酸后会释放一种叫趋化因子的物质，这种物质可进一步吸引更多的白细胞到尿酸沉积处来吞噬尿酸盐。被吞噬到白细胞内的尿酸盐可刺激和破坏白细胞，引起一系列的反应。其中最主要的一个反应是白细胞内的溶酶体经尿酸刺激后被破坏，于是溶酶体内的一些酶会被释放出来。这些酶可破坏组织细胞，引起局部组织的炎症反应，产生充血、水肿，再加上尿酸盐对局部组织的化学性刺激作用，受损的关节与组织就出现疼痛。

尿酸升高产生的疼痛一方面是因为痛风关节炎发作引起，一方面也可因为尿酸性肾结石形成造成的疼痛。当肾结石阻塞输尿管引起梗阻时，输尿管因发生痉挛而产生腹痛腰痛等肾绞痛的表现，当肾结石合并感染时刺激局部产生炎症反应也可引起尿痛和腰痛等症状。

什么情况下容易出现痛风性关节炎？

近年来痛风已成为常见病和多发病，近两三年来我国痛风患者增加一倍多。什么样的情况下容易出现痛风性关节炎呢？痛风性关节炎往往比较青睐中年男性。他们看起来体型气派，生活条件优越，已有高尿酸血症，但由于不痛不痒，自认为“非常健康”，对医生的忠告不以为然，依然我行我素，不控制饮食，每日美酒佳肴，更拒绝正规的药物治疗。这样日积月累，痛风一点点向他们逼近。终于有一天，在一番山珍海味，觥筹交错的潇洒后，剧烈的关节疼痛搅了夜间的美梦，苦不堪言，平日的风光与潇洒也荡然无存。因此，对于高尿酸患者，应该进行合理的饮食控制，正规的药物治疗，你若不把它当回事，它终有一天会给你颜色。高嘌呤食物如海鲜、动物内脏、火锅以及啤酒都会诱发痛风性关节炎。劳累及寒冷的天气也是痛风发作的诱因。一些药物的长期服用也可诱发痛风关节炎，如氢克尿塞、呋塞米，阿司匹林以及一些抗结核药物等。另外，有些患者对于痛风的治疗存在误区，服用药物后，血尿酸水平一降至正常范围，就立即停药，殊不知，血尿酸水平忽高忽低时特别容易诱发痛风关节炎。

什么是痛风性肾病？

如果痛风患病时间长了，持续的高尿酸血症就会对肾脏造成多种影响。因为尿酸主要是经过肾脏排泄的，尿酸浓度太高，日积月累就会形成尿酸结晶析出，沉积在肾脏的肾小管和肾间质。尿酸结晶可以直接引起肾小管上皮细胞萎缩、退变，损害肾小管的正常功能；另外，尿酸结晶还可以召集大量炎症因子前来参与破坏活动，在肾间质可出现水肿、炎症反应，久之发生纤维化，临床上称为间质性肾炎。尿酸对肾小球的损害不如肾小管和肾间质，但也可引起肾小球毛细血管和小球基底膜的炎症。有10%~25%的痛风患者会发生尿路结石，产生尿酸性肾石病对肾脏产生间接影响。我们的泌尿系统就像是一个排水系统，肾脏是水龙头，输尿管犹如一条水管子，泥沙样的小结石一般不会引起什么症状，大多数可以通过水管子被排掉，较大的结石则会引起水管排泄不畅引起肾绞痛、血尿、尿路感染，如果大量的尿酸结晶堵塞在尿路系统内，就像下水道被杂物堵塞了一样，会引起尿路梗阻，严重者会导致肾后性的急性肾衰。

痛风性肾病对肾脏的损害是一个十分缓慢的过程，患者的肾功能可多年维持正常。如病情不断发展，则出现浮肿、少尿、蛋白尿、夜尿增多、高血压、贫血等提示肾功能受损害的表现，最后发展为肾功能衰竭，可因氮质血症、尿毒症而死亡。

尿酸性肾石病是怎样形成的？

痛风患者的肾结石发病率要比普通人高1000倍。有22%~40%原发性痛风患者合并肾结石，其中一半在痛风之前已先有结石，另外一半则发生在痛风之后。血尿酸≥770μmol/L，24小时尿中尿酸≥6.54mmol（1100mg）时，尿酸结石的发生率高达50%以上。研究发现，尿酸排出量多者易发生肾结石。

尿酸性肾结石是如何形成的呢？尿酸主要经过肾脏排泄，当尿酸排出量过多，溶解性下降时就会形成结石。尿酸性肾结石与尿的酸碱性有直接关系，临床上我们用pH值来表示尿的酸碱性。持续性酸性尿使尿酸结石易于形成。反之，尿呈碱性时，则尿酸溶解度增大。尿pH为6.5时，尿酸结晶可转变为溶于水的尿酸。因此痛风患者可通过大量饮水，碱化尿液，增加尿酸的溶解来减少结石的形成。结石中约84%是由单纯性尿酸沉积而形成的结石，尿沉渣检查可见细小褐色砂粒。由于尿酸结石能被X线透过，有时不能在普通X线平片中发现，需通过做B型超声、CT检查、肾盂造影才能确诊。约16%是由钙和尿酸结合形成的复合结石，X线检查可以显影。肾结石可因局部尿路刺激、梗阻或继发感染引起疼痛、血尿甚至急性肾功能衰竭等一系列临床症状。其症状与结石的大小、形状、部位都有一定的关系。

痛风患者为什么会出现肾功能衰竭？

为何比较常见的高尿酸血症会发展为严重的尿毒症呢？尿酸是人类嘌呤类化合物分解代谢的最终产物，当发生高尿酸血症时，尿酸及其盐类沉积于肾脏所产生的病变，即为痛风性肾病。痛风性肾病主要损害部位是肾小管和肾间质，病变以肾髓质部位最为严重。尿酸沉积在肾小管和肾间质，引起肾小管上皮细胞萎缩、退变，并损害肾小管的功能。肾间质可出现水肿、炎症反应，久之可发生纤维化，临床上称为间质性肾炎。尿酸对肾小球的损害不如肾小管和肾间质，但也可引起肾小球毛细血管和小球基底膜的炎症，有时可发现肾小球硬化，以致肾小球的滤过功能受到损害。肾小动脉硬化及肾小球硬化，为引起肾功能衰竭的两个重要原因。

由于痛风性肾病都呈慢性渐进性发展，在早期可以没有任何临床表现，即使到了肾功能衰竭的中期，氮质血症期症状也不典型，只是表现为腰部酸痛、疲劳乏力、夜尿增多、蛋白尿或血尿，有些也会出现水肿、高血压等。而这些肾病发出的信号经常不易为患者自身所察觉。因此建议被查出高尿酸血症的患者，即使平时没有任何临床表现，也应该定期到医院检查身体，如尿常规、肾功能、血脂、血糖等，以了解是否有蛋白尿或血尿，肾功能是否正常以及血糖、血脂等情况，发现问题及时治疗，呵护我们的肾脏。

为什么痛风患者中急性发作的频度不一样？

痛风关节炎的急性发作往往有一定的诱发因素。例如：①大量饮酒或进食富含嘌呤的食物；②劳累过度或关节劳损；③情绪紧张或精神刺激；④受冷、受潮；⑤手术或创伤；⑥药物诱发如应用利尿剂；⑦癌肿化疗或放射治疗等。一些患者因应酬较多，常进食海鲜、饮酒而又不能规律服用降尿酸药物，痛风的急性发作频度较高。结缔组织的机械性损伤可促使关节腔滑囊表面尿酸盐结晶脱落，引起痛风发作。患者行走较多时关节承受体重的应力增加，运动时组织耗氧量增加，无氧酵解乳酸产生增多以致pH下降等，均可诱使急性痛风发作。因为每位痛风患者生活方式、饮食控制情况、药物服用状况都不完全相同，所以急性发作频度存在明显差异。但也有许多高尿酸血症患者，终身无急性关节炎发作。有些患者是在高尿酸血症持续多年后，才有痛风发生。相反，少数急性痛风患者，血尿酸浓度却显著低于饱和状态。还有一部分患者，在降尿酸治疗后，诱发急性痛风，即所谓尿酸盐游走性发作。这种个体之间的差异可能与患者体内的环境有一定的关系。在关节软骨和滑囊液中含有多种蛋白多糖，可明显增加尿酸钠的可溶性，从而抑制其结晶的形成。若蛋白多糖分子结构不完整，或含量较少，则使尿酸盐溶解度降低，尿酸形成微结晶增加，则可能导致急性痛风发作。关节腔的温度也是影响痛风发作的因素之一，尿酸盐在体温低时溶解度降低，易形成结晶沉淀，因此每位患者关节腔环境不同，尿酸结晶沉积也不相同，痛风发作的频度自然也存在差异。

症状篇

- 痛风常见的症状有哪些?
- 痛风发作时主要表现是什么?
- 只有血尿酸增高而无症状是痛风吗?
- 为何有的人痛风发作时血尿酸不高?
- 痛风发作时主要影响哪些关节?
- ……

痛风常见的症状有哪些？

血液中尿酸水平增高是导致发生痛风的基础，因此痛风的临床症状也与血液尿酸水平的变化有关。关节疼痛是痛风最常见的症状，但痛风的症状是多种多样的，由于痛风的临床病程可分为几个不同的阶段，因此在不同的阶段，所见到的症状、临床表现也有所不同。

（一）无症状期的表现

这一阶段通常在痛风病程的早期，此时仅表现为高尿酸血症，出现这种高尿酸血症后，有的患者可以很快出现以关节疼痛为主的痛风急性发作；而有一部分人则可以持续数年或数十年，然后才有痛风急性发作；甚至也有个别的人可以终身不发生痛风。在这一时期，患者常常无任何临床表现，多是在体检时无意中发现。此时患者基本上是吃得下，睡得着，身体可以说是不痛不痒，非常健康。但是，请您注意：病魔已经开始在您体内“跑马圈地”，即将对您实施全面进攻！

（二）急性关节炎期的症状

当病情发展到这一时期，发作性的关节疼痛便是主要的症状。这种关节疼痛起病非常急，说来就来，常常没有什么预兆。痛风、痛风，来去如风，往往指的就是这一期。它大多数于夜间突然发病，出现关节剧痛，不少人在睡梦中痛醒。每次发作时，多影响单个关节，但也有少数的患者出现两个或者两个以上的关节受累。关节疼痛以足的拇趾关节或第一跖趾关节最为常见，常常也是进入急性关节炎期时，首先出现疼痛的关节。除此之外，一些人也可以表现为肘关节、踝关节、膝关节的发作性疼痛。在出现疼痛的关节周围，可伴有软组织的红肿，关节活动受限。有些患者在急性关节炎期，除了有关节疼痛外，还会出现发热、寒战、乏力、头痛等全身反应，但这些全身症状通常比较轻微。在急性关节炎期，由于有关节的剧烈疼痛，常常使患者吃不下，睡不宁。此期是痛风患者最痛苦的时期。

（三）间歇期的症状

顾名思义，这是两次急性关节炎发作之间的静止期。当急性关节炎发作经过积极治疗，病情得到缓解后，症状可以完全消失。仅部分患者的局部皮肤出现脱屑，色素沉着。多数患者发作间隔时间为六个月至一年，一生中可反复发作多次。这种发作间隔时间的长短，与治疗是否及时彻底，是否注意避免诱发病因等密切相关。少数比较幸运的患者，发作一次后可不再复发。

（四）慢性期的表现

慢性期的主要表现是慢性关节炎、肾结石、痛风性肾脏病变。

（1）慢性关节炎：急性关节炎反复发作可进展为慢性关节炎，受累的关节逐渐增多，疼痛呈持续性，后期可出现关节畸形。由于持续的高尿酸血症导致尿酸结晶沉积于皮下结缔组织，形成痛风石，以耳廓、拇趾、掌指、肘、膝关节多见。痛风石为大小不等的黄白色赘生物。初期形成的结石较软，表皮红色，后期质地变硬，并逐渐增大，使关节结构及周围软组织受到破坏，关节畸形，关节活动受限。浅表的痛风石可以发生破溃，排出黄白色粉末状的尿酸结晶。（图3）

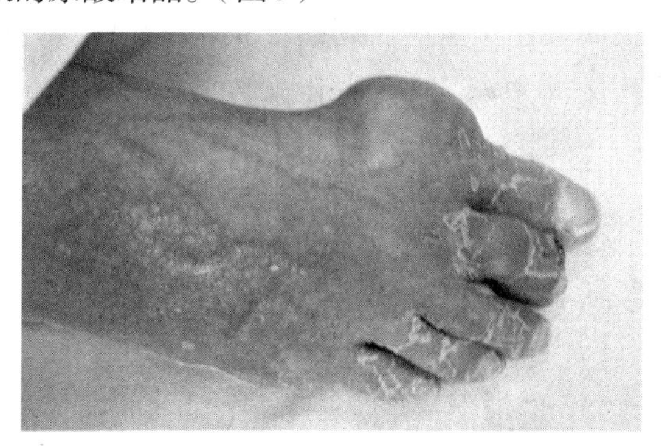

图3　长期反复痛风性关节炎发作后，可看到跖趾关节有痛风石形成及关节变形，局部皮肤稍发红、脱屑

（2）肾结石：较小的尿酸结石可无任何临床症状，结石较大者可以引起肾绞痛、血尿，并易并发尿路感染。

（3）痛风性肾脏病变：早期的表现为间歇性的蛋白尿。浓缩功能减退是肾功能损害的早期表现，出现夜尿增多，最后出现慢性肾功能不全表现如大量蛋白尿、浮肿、高血压、贫血等。

痛风发作时主要表现是什么？

关节疼痛是痛风发作的最主要表现，也是患者最痛苦、最不能忍受的。由于疼痛剧烈，患者往往寝食难安，受累的关节也不能活动，导致工作、生活受到很大影响。而且痛风的急性发作常于夜间突然发生，之前没有预兆，或仅有乏力、轻微疼痛和发热，关节的剧痛常常使患者从睡眠中惊醒，但也有些患者在清晨起床下地时发生。受累关节绝大多数为单个关节，以足部拇趾关节（跖趾关节）最多见，也可发生在足背、足跟、踝关节、膝关节、掌指关节等。受累关节疼痛明显，周围软组织出现明显的红肿，皮温升高，关节活动受限。痛风的急性发作有一定的自限性，也就是说如果不治疗，轻度的发作可以在几小时或一二日后自行缓解，症状完全消失，痛风这个名称也是因它来去突然的特点而得。但是严重者关节疼痛会持续多日或数周。部分患者还会伴有发热、寒战、乏力、头痛等全身反应，易被误诊为感染性疾病。症状消退后局部皮肤可有瘙痒、脱屑、皮肤颜色变深等。绝大多数痛风可复发，随着发作次数增加，症状会持续更久，受累的关节也越多。

只有血尿酸增高而无症状是痛风吗？

随着人们保健意识的增强，常规的体检、血液化验检查已经较普遍。一些人没有关节疼痛等症状，但都发现血中尿酸水平明显增高，这是痛风吗？

从医学角度上讲，以往把这种情况称为“高尿酸血症”，当有关节疼痛，甚至痛风石形成后才称之为痛风。随着医学的发展，人们认识到痛风是机体内嘌呤代谢的失调，而高尿酸血症既是痛风的一个主要病理改变，又是痛风各个阶段的临床表现之一。

像许多其他疾病一样，在病程的早期，确实存在一个长短不一的“无症状期”。通俗地说，就是这时身体已经出现病变，只是我们自己没有觉察而已。例如早期肺癌，在偶然拍摄胸片时会发现一个细小的阴影。患者此时并无咳嗽、咯血和胸痛等症状。但病变确确实实发生了，你能说它不是肺癌吗？等到有症状出现时，一切都晚了！

出现血尿酸增高，提示早期痛风的存在，说明你的机体对嘌呤类物质的代谢出了问题，否则血中的尿酸水平怎么会升高呢？这时候患者是没有什么自觉症状的。而认识疾病的无症状现象有着非常重要的意义，有利于早期诊断，早期治疗。如前面提到的肺癌，如在偶然发现细小阴影时得到正确及时手术，则可获得极高的成功率，术后的生存期也明显延长，相反如果等到有咳嗽、咯血时才就诊，手术根治的机会就会明显减少。

在疾病的早期，临床症状还不突出时，更需要我们提高警惕，未雨绸缪，及早就医，尽快确诊。因此当发现有血尿酸增高后，应该认真对待，听听医生的忠告，注意自己的日常饮食习惯，减少高嘌呤类食物的摄入，必要时还应接受适当的药物治疗。总之，决不可以因为目前无症状就高枕无忧！

为何有的人痛风发作时血尿酸不高？

前面提过痛风主要是由于血尿酸的增高引起的一系列临床表现，但是反过来说并不是所有痛风都会出现血尿酸增高。特别是那些痛风急性发作的患者血尿酸可以保持正常甚至偏低。这主要是因为影响血尿酸的因素多种多样，由此造成患者的血尿酸水平与痛风临床表现的严重程度可以不一致。在痛风急性发作时，机体处于一个应激状态，它会使机体产生一系列神经内分泌反应来保护机体渡过难关，其中分泌的内源性激素如肾上腺皮质激素的分泌增加，此激素不仅可抑制关节炎症，还可以使尿酸的排泄增加，使血尿酸水平下降；还有些患者在疼痛的状态下胃口变差，随着进食量减少，摄入的嘌呤类物质也会减少，也会使生成尿酸的原料减少，从而使血尿酸无明显增高。所以不能单以血尿酸的结果来诊断是否为痛风，一定要结合临床表现来判断。如果患者表现为典型部位的关节红、肿、热、痛，之前有明确的高嘌呤饮食，在排除局部感染性疾病的前提下，即使血尿酸不升高，也应考虑痛风性关节炎，特别是使用过痛风急性发作的特效药物秋水仙碱后，疼痛可以立刻缓解更能支持诊断。但是我们要知道痛风患者必定会在某一个阶段出现尿酸增高，所以控制痛风的首要目标还是通过控制高尿酸血症，预防和减少痛风性关节炎、肾结石、尿酸性肾脏病变的发生。

痛风发作时主要影响哪些关节？

第一次痛风发作时绝大多数只影响到单个关节，并且以小关节为主，最多见的是足拇趾关节或第一跖趾关节。有时，由于疼痛不明显，有些患者会误以为是鞋子的问题而延误治疗。其他容易影响的关节有：足背、踝关节、足跟、膝关节、腕关节、掌指关节、肘关节。如果症状反复发作可以影响多个关节。大关节受到影响时还会出现关节腔的积液。由于痛风影响的关节多是小关节，因此易与类风湿关节炎混淆，需要临床医生仔细鉴别。此外受影响的关节既可表现为单个关节的反复发作性疼痛，也可表现为不同的关节之间交替出现疼痛。

没有症状就不是痛风吗？

看过了前面解答的读者可以很容易地得出结论：没有症状就不是痛风的说法显然是不对的。在痛风病程的早期仅表现为高尿酸血症，患者可以没有任何临床症状，多是在体检时无意中发现。但是大多数患者如果不进行干预的话很快会出现以关节疼痛为主的痛风急性发作，而有一部分人则可以经历数年或数十年的无症状期，然后才有痛风性关节炎的急性发作。当然，如果您够幸运的话也可以终身不发生临床痛风。但是没有症状，吃得下，睡得着，不痛不痒，并不代表您的身体非常健康。首先高尿酸血症的程度越重，持续时间越长，引起痛风发作的机会越多；其次无症状的高尿酸血症与多种慢性病密切相关，包括糖尿病、血脂异常、心脑血管疾病等，从而严重地威胁患者的身体健康。特别是心脑血管疾病，目前认为高尿酸血症是动脉粥样硬化的危险因素，通过对动脉血管的影响使心梗、脑梗的发生率增加。再说持续的高尿酸血症会引起大量尿酸结晶析出，尿酸结晶可以沉积在多个部位，引起相应部位的病变。沉积在肾小管和肾间质的尿酸结晶还会引起化学性炎症，造成肾脏损伤。这些病变都是在不知不觉中改变了您的身体功能，占据了您的身体，侵蚀了您的健康，您还能肯定您是健康的？您还能说没有症状就不是痛风？

痛风石好发在身体的什么部位？

长期的高尿酸水平会导致血中过量的尿酸盐沉积于关节、骨、软骨、肌腱和皮下结缔组织，引起慢性炎症及纤维组织增生，随着尿酸盐沉积逐渐增多形成黄白色结节，结节高出皮面，早期质地较软，后期逐渐变硬，有些可坚硬如石，故临床称之为痛风石。痛风石大小不一，可从芝麻到鸡蛋大小，以耳廓最多见，患者常因无意中在耳廓摸到类圆形的结节就诊。跖趾、掌指、肘关节也较为常见。此外也可见于声带、鼻软骨、杓状软骨，少见于心脏瓣膜及心肌等处。在关节处出现的痛风石，可以是单一的，也可以是多发的，大小也可以不完全一致。痛风石的发生与血尿酸水平的高低和持续时间有关，血尿酸浓度越高，病程越长，发生痛风石的机会越多。一般认为，血尿酸在540μmol/L以上时，约有50%的患者有痛风石。病程越长者，发生痛风石的机会越多，多见于起病后10年左右。

痛风石破溃后怎么会有乳白色的东西流出来？

表浅的痛风石很容易出现皮肤破损，这时候就会流出乳白色的东西，它既不臭也不腥，不像水样的液体也不像胶冻，看上去像海滩边的沙子，摸上去呢有一点湿湿的，又像是牙膏，其实这是尿酸盐结晶。持续的高尿酸血症使患者血中的尿酸高于尿酸在血中的饱和浓度。一般来说，在人体内正常的酸碱度（PH）条件下，当血液中的尿酸水平超过470μmol/L时，尿酸盐的结晶便会形成析出，沉积在软组织中形成痛风石。如果皮肤有破溃，尿酸结晶就会流出体外，患者往往会将乳白色的尿酸结晶误认为是脓液，由于尿酸结晶对周围组织有刺激作用，会造成伤口难以愈合，不过也同样因为它的抑菌作用，即使伤口暴露在外也不会出现皮肤的继发感染。

痛风患者为何常有尿路结石？

有10%~25%的痛风患者会发生尿路结石。这是由于血中的尿酸持续处在高浓度水平，使尿中的尿酸排泄量增多，易形成尿酸性结石，特别是在酸性环境下尿酸结晶更易析出。因此我们有时会选用小苏打改变尿液酸碱度，以减少尿酸结晶的析出。痛风患者产生尿路结石和血尿酸的水平密切相关，当血尿酸大于770μmol/L时，约有50%的患者会出现尿路结石。所以痛风的治疗主要是降低血尿酸水平，即使不痛不痒也要严格控制血尿酸，以防高尿酸后机体的一系列改变，造成不可逆的损伤。泥沙样的结石一般不会引起什么症状，较大的结石会引起肾绞痛、尿路感染，大量的尿酸结晶如果堵塞在尿路系统内，会引起尿路梗阻，严重者会导致肾后性的急性肾衰。

痛风会使关节变形吗？

通常在痛风早期，急性关节炎发作后关节可以恢复正常，一般不会引起关节变形，但随着急性关节炎反复发作，而每次发作都会给关节造成一定的潜在损伤，久而久之逐渐进展为慢性关节炎期，进入此期后关节损伤常不易恢复，而且在慢性基础上仍会反复出现急性发作，进一步加重关节损伤，造成关节变形，活动受限。而持续的高尿酸血症导致尿酸结晶析出在软骨、肌腱、关节滑膜等处形成痛风石，使关节结构和周围组织受到破坏，也会引起关节变形和功能障碍。

手怎么会变得像鸡爪了？

一般来说类风湿关节炎引起的关节畸形，特别是造成手像鸡爪样的改变更为多见，但是痛风反复发作的话，患者也会出现手指鸡爪样改变。这是由两种原因引起的：一是反复发作的关节炎使病变关节变形，关节功能受损，不能恢复；二是持续的高尿酸血症导致尿酸结晶析出在软骨、肌腱、关节滑膜等处形成痛风石，使关节结构和周围组织受到破坏，也会引起关节变形和功能障碍。

痛风会伴随哪些疾病？

痛风是嘌呤代谢紊乱和/或尿酸排泄障碍所致的一组疾病，是属于代谢性疾病的范畴，因此患者常常会伴有肥胖、糖耐量低减、2型糖尿病、血脂紊乱、高血压病、动脉粥样硬化、冠心病等一系列代谢紊乱。

（1）肥胖：痛风多见于肥胖者。体重超过标准体重的20%为肥胖症。肥胖者常常较贪食，从而进食过多，尤其是高嘌呤食物摄入过多，加重嘌呤代谢异常；此外肥胖还可能导致体内分泌系统紊乱或酮体生成过多抑制尿酸排泄，也会导致血尿酸浓度增高。

（2）糖尿病：痛风患者常合并糖尿病，一般为2型糖尿病。首先两者都好发于肥胖患者，与肥胖患者存在有胰岛素抵抗有关；其次过高的血尿酸可直接损害胰岛B细胞，诱发糖尿病；另外，部分高尿酸血症患者因体内存在胰岛素抗体，而使病情加重。据流行病学的调查，痛风合并糖尿病占30%~35%，合并糖耐量减低占21%~73%。

（3）血脂紊乱：痛风常常合并有血脂紊乱，主要是高甘油三酯血症，有资料显示痛风合并甘油三酯高者可达75%~84%。这可能与高甘油三酯降低肾脏对尿酸的排泄能力有关。

（4）高血压病：高尿酸血症是高血压病的一个危险因子，痛风患者常与高血压并存，互为因果，约有一半的痛风患者合并原发性高血压，他们当中可以先有高血压，也可先有痛风。高尿酸血症与同时存在的高血压可引起不同程度的动脉粥样硬化和肾硬化，共同导致肾血流量的降低和肾功能的恶化。

（5）冠心病：痛风患者冠心病的发生率是非痛风患者的两倍，目前认为高尿酸血症是预测动脉硬化和心脑血管病死亡独立的、明显的危险因素。痛风患者易合并冠心病的原因有：尿酸盐结晶可直接沉积于动脉血管壁，刺激血管内皮细胞增生并诱导脂质在动脉管壁沉着，均可导致动脉管壁增厚、变硬和管腔狭窄，而引起动脉硬化的发生。与痛风并存的其他因素如肥胖、高血脂、高血压、糖尿病等均为动脉硬化、冠心病的危险因素，它们共同作用可加速心脑血管疾病的发生、发展。

代谢综合征有哪些表现？

现代人的出行方式越来越倾向于以车代步，而工作的繁忙使活动量越来越少，外出就餐的机会越来越多，饮食结构也由以往以碳水化合物和蔬菜为主向高脂肪、高蛋白转变，由此导致肥胖人群日益增多。肥胖如果只是在外观上给人造成一些困扰的话可能无伤大雅，但是肥胖的后果就不只是这么简单了，它对人体的健康有很大的影响。肥胖引起的高胰岛素血症导致胰岛素抵抗，在此基础上可出现一系列代谢紊乱：血糖异常或糖尿病、血脂紊乱、脂肪肝、高血压、高尿酸血症，严重的还会造成大血管粥样硬化，由此患者会出现冠脉综合征，再不加以重视，那离心肌梗死、脑梗死、脑出血也就为时不远了。以上种种的罪魁祸首就是肥胖，由它所引起的一系列代谢紊乱是心脑血管疾病的高危因素，为了更好地控制这些危险因素，减少致死、致残性的心脑血管疾病的发生，我们将这些危险因素归纳到一起称为代谢综合征，也称为X综合征。这些代谢紊乱可以像高尿酸血症一样，在早期没有任何症状，很多患者都是在体检时无意发现的，但在不知不觉中它们会威胁到您的健康，腐蚀您的身体。所以在物质水平丰富的今天，如何吃得健康比美味更为重要，选择高纤维高维生素的食物代替高脂肪高蛋白质的食物，食宜粗不宜精，少吃添加剂多的食品，减少外出就餐，少吃多餐，细嚼慢咽才是正确的饮食方式。同时不要忽略运动，俗话说饭后百步走，活到九十九，饭后的适当运动可以消耗能量，降低血糖，减少脂肪的堆积。

耳廓上长了个硬节是怎么回事？

王大伯早上洗脸时无意中摸到耳廓上有个硬结，不痛也不痒，想起来听人家说过，不痛不痒的肿块都不是好东西。王大伯很紧张，立刻到医院来看病。到了医院挂了五官科哪知医生瞟了眼就把他转到了内分泌科。王大伯很奇怪，明明是耳朵上长了东西，为什么要去看内分泌？他半信半疑地到了内分泌科就诊，医生告诉他这不是肿瘤，可能是痛风，让他抽血检查。检查结果显示王大伯的血尿酸水平明显高于正常，符合痛风诊断。但是王大伯又不明白了，自己明明从来没有什么地方痛过，怎么就是痛风了，痛风又怎么会在耳朵上长个块？其实王大伯耳廓上的硬结是痛风石，它是由尿酸结晶形成的。长期持续的高尿酸血症可以使尿酸结晶析出，沉积于皮下结缔组织，形成大小不等的无痛性的黄白色赘生物——痛风石。初期形成的结石较软，表皮红色，后期质地变硬，并逐渐增大，使关节结构及周围软组织受到破坏，关节畸形，关节活动受限。浅表的痛风石还可以发生破溃，排出黄白色粉末状的尿酸结晶。痛风石一般好发于耳廓、拇趾、掌指、肘、膝关节。如果这些患者没有痛风的急性发作，又没有定期体检的习惯，那么根本不会知道自己存在有高尿酸血症，因此易将痛风石误认为是肿瘤。

足拇趾关节怎么会常常出现疼痛？

足拇趾关节是痛风最容易侵犯的关节。在痛风的急性发作期，此关节及周围组织可出现明显的肿胀，疼痛剧烈，皮肤发烫，皮肤颜色呈暗红色。由于疼痛剧烈患者不能行走，胃口和睡眠都会受到影响。但是痛风的急性发作来得快，消失得也快，疼痛缓解后可以没有任何后遗症，患者又能走又能吃，好像从来没有生过病。这时别忘了痛风也有反复发作的特点，在您以为疾病已经治愈时，潜伏在体内的病魔可能正悄悄地酝酿着下一次的发作。只要你一不留神，如饮食过度、饮酒、劳累、受凉、感染等，它就会卷土重来。随着发作次数增加，疼痛持续的时间会更长，表现会更明显，受累的关节也越多。如果还不能有效地控制则会转变成慢性关节炎期，更严重者的关节会出现畸形、关节活动受限。

有肘、膝等大关节疼痛就一定是痛风吗？

虽然痛风的关节疼痛以足的拇趾关节或第一跖趾关节最为常见，但不是说痛风只发生在拇趾关节、第一跖趾关节，其他的关节如肘关节、膝关节等大关节也会受到影响。诊断患者的关节疼痛是不是由痛风引起需要多方面的依据，包括患者有没有痛风病史；发病前有没有暴饮暴食、劳累等诱发因素；有没有血尿酸的升高；关节摄片是否有痛风的特异性改变，如像被虫咬过般的骨质破坏等等；有些患者如果关节肿胀明显还可以做关节滑囊液检查，可发现有尿酸结晶。当然患者出现有肘、膝等大关节疼痛时还需要和类风湿关节炎、化脓性关节炎、创伤性关节炎等鉴别。一般来说通过病史的询问，血尿酸的检测，应该可以较容易鉴别。但也有一些患者在急性发作期由于激素水平的升高会导致血尿酸值反而降低或正常，对鉴别诊断带来困难，这些患者可以用秋水仙碱进行诊断性治疗。因为秋水仙碱是痛风急性发作时的特效药，也就是说患者的关节疼痛如果能被秋水仙碱迅速缓解的话，可反过来判断关节疼痛是为痛风所致。因此判断患者的关节病变是否为痛风所致，不能单单从病变是否是常见的关节，而需要多方面临床资料的结合综合做出判断。

痛风只是见于中、老年人吗？

在临床上，痛风确实以中老年男性居多，40岁以后就逐步进入疾病的高发期。因此，医生每天面对的大多也是这个年龄阶段的患者。那么，是否痛风就只是见于中老年人吗？我们知道，原发性痛风是一种先天性代谢缺陷性疾病，有家族遗传倾向。国外的资料显示，在儿童及青少年中同样可以发现痛风。如果父母亲都有高尿酸血症和痛风，孩子可在儿童期出现痛风，并且病情比单亲有高尿酸血症和痛风者重。调查发现，在有痛风的儿童及青少年中，发病年龄越小，有家族史的比例越高。例如，在12~19岁患者中80%患者有痛风的家族史。国内外的调查研究均发现，近年来痛风发病呈现明显的年轻化趋势。因此可以说，痛风绝不是中老年人的“专利”。

女性会患痛风吗？

相对而言痛风好发于男性患者，这主要是与雌激素能降低血尿酸的水平有关，同时男性酗酒、暴饮暴食者较多。但这并不代表女性就不会患痛风，目前痛风患者中女性比例也占到近5%，特别是女性绝经后雌激素水平急剧降低导致发病率明显升高。而且女性外出就餐、饮酒者也越来越多，加上活动量的减少，肥胖者也不在少数，以上因素均造成女性痛风患者数的增加。因此良好的饮食习惯，积极安全地控制体重是每个人都应该遵循的健康准则。

痛风发作前有诱因吗？

痛风的发作一般都很突然，患者往往会在睡梦中因疼痛惊醒。但大多数的痛风急性发作都有相应的诱因。最多见的是饮食不当，暴饮暴食，进食了大量的高嘌呤食物如浓的肉汤、动物内脏、火锅，饮酒是最常见的诱因。劳累，长时间的行走，甚至是鞋子过紧，对局部关节造成压迫也会诱发痛风急性发作。另外患者因为感染、手术创伤、工作或精神压力过重使机体处于一个应激状态也是痛风发作的好发因素，同时痛风患者还要注意避免服用一些会引起尿酸升高的药物，如利尿剂、小剂量阿司匹林、乙胺丁醇等等。

节假日为何痛风发作多？

痛风与饮食密切相关，饮酒、进食大量的高嘌呤食物均会诱发痛风。节假日难免朋友聚会，家人聚餐，痛风患者在这些场合一定要有所节制。不然就会在不知不觉中进食大量的高嘌呤类食物，如果再饮上几杯酒助兴，更会加速痛风的发作。而且节假日很多人熬夜娱乐，休息反而减少，人处于疲劳状态也会使痛风发作增多。所以要警惕节日综合征的发生，在假期中合理安排生活，避免暴饮暴食，过一个健康快乐的节日，而不是透支健康，乐极生悲，最后以急诊室作为长假的终点。

外出旅游为什么常常会有痛风发作？

之前我们谈过了痛风的病因，虽然导致痛风的原因有多种，但最主要的两点是嘌呤摄入过多和排出过少，这样我们就不难理解为何在外出旅游时常常会有痛风的发作。新鲜的地方，异域的风情，不同的美食，往往可以激发旅游者的食欲，在不知不觉中摄入过多的食物，即使知道这种不节制不利于健康，也会自己安慰自己难得出来，就放纵一次吧，而美味的食物中嘌呤的含量往往也高，这样不知不觉中就摄入了过多的嘌呤。同时密集的观光安排使旅游者不能保持规律的生活，有时是为了方便刻意减少饮水，有时是因为兴奋忘记饮水，没有充足的水分，自然不能将过多的嘌呤排出体外。就像下水道一样，垃圾多了，但冲洗的水反而少了，自然会造成下水道的堵塞，最后造成痛风的急性发作。除此之外，过度疲劳，精神紧张，睡眠减少，还有行走过多对于关节的刺激损伤等，都会诱发痛风的发作。那么如何预防这种情况的发生呢？首先在外出旅游前要对自己的病情心中有数，平稳地控制血尿酸，控制痛风发作的基础；在旅游中注意劳逸结合，多饮水，多排尿，还有就是饮食得当，对于美食要抱着细水长流的态度，适可而止，少吃点但可以吃得久一些，何乐而不为呢？高高兴兴地来，平平安安地回，这才是我们旅游的目的。

诊断与鉴别诊断篇

◆ 痛风有什么临床表现?
◆ 痛风如何分期?
◆ 如何诊断痛风?
◆ 痛风的诊断标准是什么?
◆ 痛风的诊断步骤是怎样的?
◆ ……

痛风有什么临床表现?

痛风是临床上的常见疾病，可以发生在任何年龄，但以40岁以后的男性比较多见，女性患者则大多出现在绝经以后。很多痛风患者有家族史，与遗传存在一定的关系。痛风的临床表现多种多样，不同的患者可不完全一样。即使是同一患者，在疾病的不同阶段，临床表现也可能不完全一样。但总体而言，主要的临床症状包括以下几方面：

1. 关节疼痛、活动障碍

痛风最常见的症状是急性痛风性关节炎。大多数患者在夜间突然发病，可以因为疼痛而惊醒。疼痛呈撕裂样、刀割样或咬噬样，难以忍受。脚拇趾关节是最常见的发病部位，其他的部位还有足背、踝、膝、腕、肘关节和指关节等。发病关节皮肤发红，明显肿胀，皮肤温度增高，由于疼痛剧烈而有关节活动障碍，行走困难。部分患者会出现发热、寒战、头痛、心悸、恶心等全身症状，可伴有白细胞升高、红细胞沉降率增快。常在进食高嘌呤食物后发病，或者因为长途旅行以及走路多等疲劳过度而发作，或因关节局部劳损或扭伤、穿鞋紧、长跑等过度运动而诱发。春季发病较为多见，秋季发病相对要少一些。症状比较轻的患者一般经过几个小时到几天症状可以自行消失，严重的要持续1~2周甚至更长的时间。大多数患者在急性发作缓解后，症状可以全部消失，关节活动完全恢复正常，这个阶段称为间歇期，可以持续数月到数年。但如果不进行预防或者治疗不规则，急性关节炎反复发作，可出现慢性关节炎症状，导致关节畸形，活动障碍等等。

2. 痛风石

病程比较长、没有很好控制的痛风患者，会出现一种坚硬如石的黄白色结节，称为“痛风石”，又名痛风结节。痛风石最常见的部位是耳廓，也可以发生在脚拇趾、手指、手腕、肘或膝关节等地方，少数患者还可以出现在鼻软骨、舌、声带、眼睑等地方。痛风石的大小不等，从芝麻到鸡蛋大小都有可能，一般不会出现疼痛。如果痛风石逐渐增大，外表的皮肤可能变薄破溃，排出白色粉笔屑样的物质，那其实就是尿酸盐结晶，破溃很难愈合，但一般也很少感染，因为尿酸盐有抑制细菌生长的作用。

3. 痛风性肾脏病变

痛风长期得不到控制的患者，大约有1/3的人会出现肾脏损害。可能会引起慢性尿酸盐肾病和尿酸性尿路结石。慢性尿酸盐肾病临床上表现为夜尿增多、蛋白尿、白细胞尿。尿酸性尿路结石在痛风患者中的发生率在20%以上，并且可能出现在痛风关节炎发生之前。结石较小的话可能没有明显的症状；较大就可能阻塞尿路，引起肾绞痛、血尿、排尿困难等。晚期可以发生慢性肾功能不全，最终可以因为肾功能衰竭而死亡。

痛风如何分期？

了解了痛风的临床表现之后，我们可以按照痛风的进程将痛风分为四个不同的时期，包括无症状期、急性关节炎期、间歇期及慢性关节炎期。但这并不是说所有的痛风患者都必须按照这个次序经历这四个时期，有些患者可仅有血尿酸的增高，终身可能并不发生关节的红肿疼痛，有的却会因为发生关节红肿疼痛、尿路结石就诊，后来发现是痛风引起的。痛风的四个分期如下：

1. 无症状的高尿酸血症期

在这个时期患者血中的尿酸浓度会增高，但并没有出现关节疼痛等临床症状。无症状的高尿酸血症可终身存在，但也可能会转变成急性痛风关节炎或者肾结石等。从没有症状的高尿酸血症期发展到关节炎期，一般经过数年到数十年，就是说急性关节炎的发作多数是在高尿酸血症持续一段时期之后。

2. 急性关节炎期

患者会突然出现关节剧烈疼痛是此期的特点。大多数都能找到发作前诱发的因素，比如吃高嘌呤食物、饮酒、受寒、劳累，或者感染、创伤和手术。不少人是在睡梦中像被刀割般的疼痛所惊醒，最常见的疼痛部位是单侧脚拇趾关节，关节周围的皮肤发红，明显肿胀，皮肤温度升高，不能盖被子，脚伸在外边，若有轻微的风吹过或稍有触碰，立刻疼痛得像钻心一样。患者无法穿上鞋子，常会穿着拖鞋一瘸一拐地就诊。体温正常或者出现低热，但也有高达39℃以上，伴有寒战、全身不适等。急性关节炎发作常常反复，也有一生仅发作一次，长期的反复发作最后会逐渐转为慢性关节炎。

3. 间歇期

间歇期是指一次痛风发作缓解后到下一次痛风发作之间的阶段。当急性关节炎发作刚缓解后，疼痛消失，关节活动完全恢复正常，少数患者发作部位的皮肤颜色可变深，可出现脱屑和轻微瘙痒。间隔长短不等，开始时痛风发作间歇可以长达数月到数年，少数甚至可达5~10年，但是如果没有用抗高尿酸药物治疗或治疗不规则的患者，发作次数会越来越频繁，最终发展为慢性关节炎。

4. 慢性关节炎期

随着急性关节炎发作次数的增多和病程的进展，尿酸盐在关节内外和其他组织中的沉积逐渐加重，受侵犯的关节也逐渐增多，关节炎症也逐渐发展成为慢性。这个时期关节炎发作越来越频繁，间歇期越来越短，疼痛日渐加剧，甚至在发作之后不能得到完全缓解。可以出现痛风石、关节畸形和活动受限。此期患者由于病情长期得不到控制，可以出现肾功能损伤甚至肾功能衰竭。

如何诊断痛风？

痛风是临床上比较常见的疾病。诊断实际上并不困难，但误诊、漏诊在临床上也不少见。那么如何诊断痛风呢？注意以下几方面，可能有助于诊断。

1. 注意容易发生痛风的相关因素

（1）关节疼痛。突然出现脚拇趾关节或踝关节、足背等单个关节的剧烈疼痛、活动障碍，应该考虑痛风的可能。

（2）有反复发作的肾、输尿管等尿路结石。尤其经过手术等治疗摘除结石后，不久又再度出现结石者，更应该注意。

（3）关节疼痛发作之前有诱发因素。如出现在食用大量的富含嘌呤、蛋白质的食物（动物内脏、虾、贝等海鲜，涮火锅等）之后等。也可出现在大量饮酒后，较劳累后，手术、创伤后等。

（4）家族中有痛风患者。

（5）肥胖，有糖尿病、冠心病等相关疾病者。

（6）长期居住在高原、寒冷地区者。

（7）有慢性肾脏疾病，或者其他代谢性疾病者。

2. 进行适当的实验室检查

痛风诊断的确立，在很大程度上是依赖于相关的实验室检查结果。因此，对于有前述相关背景，怀疑痛风者，应该选择进行相关检查。但同时还要对检查结果进行综合分析。

血中尿酸水平的增高是诊断痛风的依据。但在一些情况下，如患者疼痛已经数日，有明显的摄食量减少，或者用过糖皮质激素等情况下，血尿酸也可以不高。此时应结合其他病史及临床表现来诊断，并且定期复查血尿酸水平。

早期痛风进行X线检查可发现非对称性软组织肿胀，对病程较长、慢性反复发作的患者进行X线片检查，可能会发现病变关节处出现凿状圆形缺损的阴影。

对于某些不典型，诊断有困难的患者，还可以进行如关节腔镜检查等特殊手段来确诊。

3. 诊断性治疗

秋水仙碱对急性痛风性关节炎发作有特异的消炎镇痛作用。用药后在数小时内关节的红肿热痛就开始消退，90%的患者在应用秋水仙碱后1~2天症状减轻或者消失。因此对于急性关节炎发作后，秋水仙碱的良好治疗效果是支持痛风诊断的佐证。

总体而言，诊断痛风与诊断其他疾病一样，相关的病史及检查是诊断的基础。关键是要想到该病的可能性，这样才不会出现误诊、漏诊。

痛风的诊断标准是什么？

目前痛风的诊断在国内外有多个分类标准，1977年美国风湿病学会首次制定了诊断标准，2015年美国和欧洲对此进行了修订，我国在2016年以此为基础形成了中国痛风诊疗指南，2017年又发表了多学科专家共识，这些使痛风的诊断逐渐完善。

美国风湿病学会1977年制订的痛风诊断标准为：

（1）关节液中有特异性尿酸盐结晶。

（2）用化学方法或偏振光显微镜证实痛风石中含尿酸盐结晶。

（3）具备以下12项表现中的6项：①急性关节炎发作>1次；②炎症反应在1天内达高峰；③单关节炎发作；④可见关节发红；⑤第一跖趾关节疼痛或肿胀；⑥单侧第一跖趾关节受累；⑦单侧跗骨关节受累；⑧可疑痛风石；⑨高尿酸血症；⑩不对称关节内肿胀（X线证实）；⑪无骨蚀的骨皮质下囊肿（X线证实）；⑫关节炎发作时关节液微生物培养阴性。

2015年美国和欧洲对1977年版本进行了修订，新版本将诊断标准归入临床、实验室、影像学三个方面。临床方面主要关注的是关节炎发作时的特点、有无痛风石。实验室增加了按血清尿酸水平高低进行分级，不典型者还可对有症状关节或滑囊进行滑液分析。影像学则主要是寻找尿酸盐在关节处的沉积、骨侵蚀的证据。并以记分的方法围绕临床、实验室、影像学三个方面设计了8个条目，共计23分，当得分≥8分，则可诊断痛风。

我国2016年发布的指南和2017年的多学科专家共识均认为，美国和欧洲2015年的修订版本在诊断痛风时有比较好的敏感度和特异性，但同时也需要注意人种上可能存在一定差异。

痛风的诊断步骤是怎样的？

痛风的诊断通常根据临床症状，结合实验室、影像学检查等来做出，诊断步骤主要包括：

（1）高尿酸血症：在日常饮食下，不同日两次空腹血尿酸水平>420μmol/L，可诊断高尿酸血症。

（2）痛风性关节炎：以中青年男性多见，首次发生的关节多为足拇趾关节，也可见于脚背、脚踝、脚跟、膝、腕、手指和肘关节等部位。起病急骤，不少人在夜间突然发病，可以因为疼痛而惊醒。症状在24小时可达到顶峰，关节红肿剧痛、活动障碍，可持续数天到数周后自行缓解。最初大多是单个关节，但反复发作后受累关节增加，持续时间延长，两次关节炎发作间歇期缩短。如果急性关节炎治疗不规则或者不注意预防，关节炎反复发作可以进展为慢性关节炎，出现关节变形、僵硬。

（3）痛风石：没有得到很好治疗的患者，在首次症状发作20年后，大约70%的患者皮下可以发现痛风石。

（4）关节液检查：在痛风发作的急性期进行关节滑囊液检查，在偏振光显微镜下可看到双折光的针形尿酸钠晶体。

（5）关节B超检查：关节腔内可看到具有诊断价值的"暴雪征""双轨征"，关节内点状强回声、强回声团伴声影则是痛风石的常见表现。

（6）双能CT检查：可特异性区分组织与关节周围尿酸盐结晶。

（7）X线检查：早期急性关节炎发作所见到的主要是软组织的肿胀，长期反复发作可发现关节面附近的骨骼有凿状缺损。

因此在诊断痛风时，首先要检查血尿酸水平是否持续升高，其次要明确是否有关节炎发作的典型症状，是否有痛风石，还要通过影像学的发现对诊断进行佐证。

痛风患者要做哪些常规检查？

痛风的诊断与随访依赖于实验室的检查，下述检查不仅用于确诊，也有助于发现与痛风同时存在的肥胖、高脂血症、糖尿病、高血压或者心脑血管疾病。

（1）血尿酸检查：首先应当检查血尿酸水平，这对明确诊断有重要的意义。成年男性血尿酸值为178~416μmol/L，女性为148~356μmol/L，女性绝经期后的血尿酸值接近男性。绝大多数痛风发作的患者血尿酸水平明显升高，但少数患者在某些情况下，比如疼痛已经数日，有明显的摄食量减少，或者用过糖皮质激素等情况下，血尿酸也可以不高。在痛风发作的间歇期和慢性期，多数患者的血尿酸也是升高的。

（2）尿尿酸检查：可了解尿酸的排泄情况，有助于选择合适的降尿酸药物以及判断尿路结石的性质。对有痛风家族史、年龄较轻、血尿酸水平明显升高、伴有肾结石的患者更为必要。

（3）X线检查：急性发作期X线片上可以发现发作关节处软组织肿胀；慢性关节炎期可出现骨质改变，在X线片上可以看到偏心性圆形或卵圆形囊性变，甚至呈虫噬样、穿凿样缺损等骨质破坏的表现。

（4）肾脏病变的检查：痛风反复发作得不到良好控制的患者可以出现尿路结石、肾功能的损伤甚至发生肾功能衰竭。检查尿常规、肾功能、肾脏超声、腹部平片、静脉肾盂造影、病理检查等等可以明确肾脏病变、损伤的程度及结石的部位等。

（5）穿刺：对关节滑囊液或者怀疑是痛风石的结节进行穿刺，可以明确内容物是否为尿酸盐，这对诊断痛风具有极大的价值。但毕竟是创伤性的检查，对于诊断不明确者，在必要时可以进行穿刺检查。

（6）血糖、胰岛素、血脂、血压检查：由于痛风患者常同时合并有其他代谢性疾病，如糖尿病、高脂血症以及高血压、动脉硬化等，所以每位痛风患者都应该做与代谢相关的各项检查。

（7）心、脑血管功能检查：可以做心电图、超声心动图、心功能测定、脑血流图等常规检查，必要时查头颅CT或冠状动脉造影检查看有无脑梗、冠心病等。

定期进行这些检查对痛风患者非常重要，不仅可监控病情，还可以早发现和预防相关疾病的发生。

痛风患者可能有些什么样的病史？

以往的病史对痛风的诊断具有重要意义，应注意是否存在以下情况。

（1）发病年龄、性别及家族史：痛风以40岁以后的男性多见，随着年龄增长发病率有增高的趋势。部分患者有痛风的家族史，与遗传有一定的关系。女性多数在绝经后发病。

（2）发作时间和诱发因素：例如急性痛风性关节炎的第一次发作往往是在夜间发生，疼痛剧烈，可于夜间痛醒。发作的诱因可以包括吃高嘌呤食物或饮酒，受寒、劳累、感染、创伤和手术等等也可诱发。

（3）肿痛部位：最常见的部位是足拇趾关节，其他常见发病部位还有足背、踝关节、膝关节、腕关节、指关节和肘关节等等。

（4）发作症状：急性发作时关节周围皮肤发红，明显肿胀，局部发热，疼痛剧烈，常常有关节活动障碍。有时候会出现发热、头痛等全身不适感。

（5）持续时间、发作频率：症状比较轻的患者一般经过几个小时到几天症状可以自行消失，严重的持续1~2周甚至更长的时间。发作频率长短不一，间歇期从数月到数年不等，治疗不规则或者不注意预防的话，发作会越来越频繁。

（6）既往治疗史：既往是否发作过类似的疼痛，疼痛的部位、性质、持续时间是否相似，当时是如何治疗的，服用秋水仙碱后症状是否能够迅速缓解。

（7）关节畸形：随着急性发作次数的增多和病程的进展而进入慢性期，这个时期可以出现关节变形、活动受限，出现痛风石和肾功能的损伤。

诊断痛风时应该留心身体哪些部位？

对痛风患者进行全面、认真的体格检查，可以为诊断提供重要的依据。体格检查的步骤是首先对全身情况进行检查，然后对疼痛部位进行重点检查，注意有无痛风石的存在。

（1）一般情况的检查：首先应做一般情况的检查，注意患者的体温（是否有发热），营养发育状况，面部表情以及姿势，有无皮肤黏膜外观和颜色的变化等全身情况。

（2）疼痛部位的检查：在检查完一般情况后，应该重点对疼痛的具体部位进行检查。观察是否有关节的红肿，有无局部皮肤温度增高，有无局部的压痛，检查关节活动的范围，有无关节运动障碍，有无关节畸形，有无周围软组织的肿胀变形，有无局部皮肤的脱屑和瘙痒等。

（3）寻找痛风石：对病程较长的痛风患者，尤其是血尿酸长期升高得不到及时控制和经常有痛风性关节炎发作的患者，可在皮下发现高出于皮肤表面的黄白色结节，临床上称为痛风石。从芝麻到鸡蛋大小不等，坚硬如石，一般不会出现疼痛，可以沉积在任何部位，常见的有耳廓、手指及脚趾的关节等处。

全面、仔细的体格检查是诊断和治疗的基础。当痛风急性发作时，最明显的变化就是脚拇趾关节红肿、剧痛，因此常看到患者穿着拖鞋，一瘸一拐前来就诊。而病程较长的痛风患者，则可能在关节周围或者耳廓发现痛风石以及关节变形等。

如何诊断原发性痛风？

痛风可以分为原发性痛风和继发性痛风两大类，二者均具有血尿酸水平的升高。要诊断原发性痛风必须要符合痛风的诊断标准，并且排除继发性痛风后，才可以诊断原发性痛风。

尽管在临床上绝大多数患者属于原发性痛风，但是要真正做到正确的诊断也不能说是件非常容易的事。首先要注意仔细排除各种可能引起继发性痛风的病因，如恶性疾病、某些药物、酗酒等。其次要分析、观察原发性痛风的一些特点，再综合考虑，明确诊断。原发性痛风的特点包括：

（1）原发性痛风多见于40岁以后的男性；

（2）不少患者有家族史；

（3）关节受损部位好发于脚拇趾关节，其次见于脚背、脚踝、脚跟、膝、腕、手指和肘等部位，早期多发生于单个关节；

（4）发病前可能有诱因，如食用高嘌呤食物、大量饮酒后发病，或者因为长途旅行以及走路过多等疲劳过度而发作，或因关节局部劳损或扭伤、穿鞋紧、长跑等过度运动而发作。

只有在符合痛风的诊断标准，并且排除继发性痛风后，才可以诊断原发性痛风。

如何诊断继发性痛风？

继发性痛风是指继发于其他疾病所引起的痛风。虽然继发性痛风在痛风患者中所占的比例不大（大约为5%），但原发疾病种类繁多。其中较常见的疾病如慢性肾功能不全，血液系统疾病，如白血病、淋巴瘤、多发性骨髓瘤、溶血性贫血、真性红细胞增多症等，以及一些恶性肿瘤放化疗后等。长期服用某些药物，如呋塞米、乙胺丁醇、水杨酸类及烟酸等也可诱发痛风。继发性痛风首先具有原发疾病的表现，而痛风的症状一般比较轻，不典型，甚至由于原发疾病的表现较重而掩盖了痛风的症状。加之有些原发疾病很快就进入了垂危阶段，使得痛风的症状还来不及出现，所以常常被忽略。因此，对有基础疾病的患者，如果出现血尿酸水平明显升高，需要考虑继发性痛风的可能。诊断的主要依据有：

（1）在其他疾病的基础上发生。大多数患者已经存在血液病或肾脏病等原发疾病，尤其是白血病和淋巴瘤。

（2）有原发疾病的表现。继发性痛风的患者首先具有原发疾病的表现，如白血病、淋巴瘤或肾脏疾病的表现。

（3）痛风症状不典型。由于原发疾病症状较重，病程比较短，因此痛风性关节炎的症状一般比较轻并且不典型，也很少有痛风石形成。

（4）血尿酸水平更高。继发性痛风的产生是由于血液病或者肾脏病引起的尿酸生成过多或者排泄障碍，血尿酸水平一般会出现明显的升高。

（5）多有肾脏受累。多数继发性痛风的患者存在肾功能不全，可能是由原发疾病所引起，也可能由于血尿酸明显升高和尿酸大量排泄，而引起急性肾功能衰竭。患有血液病或肾脏疾病出现以上改变者，可以诊断继发性痛风。

继发性痛风在痛风患者中所占的比例不大，但涉及的病种很多，因此在诊断继发性痛风时，关键要对可能引起嘌呤代谢紊乱的疾病有所认识，这样诊断就不困难了。

怎样来区别原发性痛风与继发性痛风？

痛风可以分为原发性痛风和继发性痛风两大类。可以从发病原因、临床表现、血尿酸水平以及肾脏损伤等几个方面进行鉴别。原发性痛风中除了极少数是由先天性酶缺陷引起外，绝大多数原发性痛风的发病原因并不明确，其中有相当一部分患者存在痛风家族史。继发性痛风是由其他疾病所引起的，常见的原发疾病有肾脏病和血液病，尤其是白血病和淋巴瘤；或者由于服用某些药物、肿瘤放化疗等引起。因此，原发性痛风和继发性痛风首先在发病原因上存在不同。然后原发性痛风和继发性痛风在临床表现上也不尽相同，原发性痛风多有急性关节炎发作的病史，体检可发现痛风石等。而继发性痛风主要是原发疾病的症状，而关节炎症状一般比较轻，并且不典型，很少见到痛风石。继发性痛风患者血尿酸水平往往比原发性痛风患者更高，肾脏损伤更普遍。原发性痛风是代谢性疾病的一种，常常同时伴有肥胖、高脂血症、高血压、冠心病、动脉硬化、糖尿病等其他代谢性疾病，而继发性痛风则不存在这个特征。

因此，可以从疾病发生的原因、临床症状、血尿酸水平及肾脏损伤等几个方面对原发性痛风和继发性痛风加以区分。

何谓特发性高尿酸血症？

我们临床上所说的特发性高尿酸血症指的是存在血尿酸水平的持续升高，但并不发生痛风性关节炎。血尿酸升高的产生机理目前还不清楚。所谓特发就是找不到发病原因，很多患者是通过体检才发现血尿酸水平增高，而临床上并没有关节炎的症状。患者没有痛风的家族史，没有相关酶的缺陷，也不是继发于其他的疾病，比如血液病或者肾脏病。当发现血尿酸增高时应该及时就诊，病史采集时应特别注意询问家族中有没有痛风的疾病史，患者有没有糖尿病、冠心病、高血压、高血脂等代谢疾病，有无血液系统、肾脏疾病或其他恶性疾病，有无服用呋塞米、乙胺丁醇、水杨酸类及烟酸类药物史。没有明确的病因，也没有关节炎症状，而血尿酸水平持续增高时，可以考虑特发性高尿酸血症的诊断。虽然特发性高尿酸血症一般不发生急性痛风性关节炎，但长期持续较高的高尿酸血症仍然是需要治疗的。

血尿酸增高是“生产过剩”还是“排出不畅”？

血液中尿酸水平取决于尿酸的生成和排泄速度之间的平衡。影响高尿酸血症的因素中约25%是嘌呤合成过多，75%是肾脏尿酸清除率降低。

尿酸是嘌呤代谢的终末产物，体内尿酸的潴积，见于如下5种情况：①外源性吸收增多，即摄食富含嘌呤的食物增多；②内源性生物合成增加，包括酶缺陷，如核酸分解加速和嘌呤基氧化产物尿酸增多；③排出减少，即由肾脏经尿排出减少和由胆汁、胃肠分泌后，肠道细胞分解减少；④体内代谢减少，即尿酸内源性破坏减少；⑤上述综合因素或不同因素的组合。因此，内源性嘌呤生成增多和尿酸排泄减少，或单独出现，或兼而有之，无论在原发性或继发性的高尿酸血症的发病机理中均十分重要。

尿酸的生成是一个很复杂的过程，需要一些酶的参与。这些酶大致可分为两类：促进尿酸合成的酶和抑制尿酸合成的酶。痛风就是由于各种因素导致这些酶的活性异常。体内的尿酸80%来源于体内嘌呤生物合成，由体内的氨基酸、磷酸核苷及其他小分子化合物合成或核酸分解而产生。对高尿酸血症的发生，内源性代谢紊乱较外源性因素更为重要。正常人约1/3的尿酸通过肠道排泄或在肠道经细菌降解处理，约2/3经肾原形排出。在原发性痛风中80%~90%存在肾脏对尿酸清除率的下降，当肾小球的滤过减少，或肾小管对尿酸盐的再吸收增加，或肾小管排泌尿酸盐减少时，均可引起尿酸盐的排泄减少，导致高尿酸血症，这在体内尿酸产生正常的患者中尤为明显。推测可能属多基因遗传缺陷，但确切机制未明。

继发性痛风及高尿酸血症患者，除由于血液病及化疗放疗时细胞核破坏过多，核酸分解加速使尿酸来源增加外，通常是由于多种因素影响肾血流量或影响肾小管排泄及重吸收能力的结果，尤其是各种肾脏疾病及高血压性肾血管疾病晚期，肾功能衰竭致使尿酸滞留体内，有时可达很高水平。此外，当乳酸或酮酸浓度增高时，肾小管对尿酸的排泌受到竞争性抑制而排出减少。药物如氢氯噻嗪、呋塞米、吡嗪酰胺、小剂量阿司匹林等均能抑制尿酸排泄。慢性铅中毒亦能使尿酸排泄受抑制，结果均能导致高尿酸血症。

痛风为何会误诊？

痛风是常见疾病，但临床上发生误诊的病例并不少见。多种原因可导致误诊发生，下述一些情况值得关注。

（1）痛风性关节炎一般局部症状重，全身伴随症状轻。感染性关节炎全身伴随症状明显，局部疼痛症状相对较轻。一次抗“O”高，只能提示有过链球菌的感染，而血沉增快和外周血白细胞升高更无特异性。痛风结节破溃流出白垩样物，易误诊为骨髓炎或结核性脓肿。做血尿酸、关节滑液检查和痛风结节病理检查可为诊断提供可靠的依据。

（2）我国类风湿关节炎发病率较高，过分强调类风湿因子的诊断作用容易导致误诊，以往有20%~50%痛风关节炎患者被误诊为类风湿关节炎。痛风患者类风湿因子阳性，可能有两种情况：一是不能排除痛风伴发类风湿关节炎，伴发的可能性达5%；二是正常人群中有5%类风湿因子阳性。类风湿和痛风性关节炎用非甾体类抗炎药或激素治疗，都能起到对症治疗的效果，也是误诊的一个原因。但类风湿关节炎一般服药时间较长，如骤然停药症状常会复发。而痛风疼痛控制后有间歇期，间歇期没有症状。关节的X线检查有助于痛风与类风湿关节炎的鉴别。

（3）不认识痛风造成误诊。随着饮食结构的改变，痛风发病率逐年增高。但痛风发病率有地区差异，不发达地区发病率较低，导致医师的临床经验不足，不认识痛风造成误诊。

（4）沿袭以往诊断而致误诊。作为临床医师每一次接诊都应详细询问病史，做出自己的诊断，而不能一味沿袭以往的诊断。

（5）高尿酸血症是痛风的重要生化标志，但不可绝对化。因血尿酸值可受许多因素影响，因此不能仅凭一次血尿酸水平正常就排除痛风的诊断。应多次检验血尿酸，并结合临床表现，必要时进行秋水仙碱试验性治疗。骨质损伤的X线异常多见于起病数年后，早期可没有特征性虫蚀样缺损区。因而痛风性关节炎的诊断不能过分依赖辅助检查。

（6）部分痛风虽首发为关节症状，但缺乏第一跖趾关节炎表现而误诊。或痛风性肾病出现在典型关节炎症状之前，或首发症状即为肾绞痛、血尿等尿路结石表现，这时非常容易误诊。对尿路的X线平片阴性，而B超阳性的肾结石患者常规检查血尿酸。痛风性肾病是痛风的第二个常见表现，所以对于反复发作的泌尿系疾病要想到痛风性肾病。

（7）伴发病掩盖了痛风。痛风早期往往呈发作性，在发作间歇期可无任何症状。因而患者和医生通常把注意力都集中在其他一些伴发病的诊治上，忽视了痛风，造成误诊。

早期发现痛风最简单而有效的方法，就是检测血尿酸浓度。对人群进行大规模的血尿酸普查可及时发现高尿酸血症，这对早期发现及早期防治痛风有着十分重要的意义。对下列人员，进行血尿酸常规检查是必要的：60岁以上的老年人，无论男女及是否肥胖；长期嗜食肉类，并有饮酒习惯的中年以上男人；肥胖不喜欢活动的中年男性及绝经期后的女性；高血压、动脉硬化、冠心病、脑血管病患者；糖尿病；原因未明的关节炎，尤其是中年以上的患者，以单关节炎发作为特征；肾结石，尤其是多发性肾结石及双侧肾结石患者；有明确的痛风家族史的成员。遇到以上情况，均应想到罹患痛风性关节炎的可能性，须及时做血尿酸检查和其他相关检查项目，以避免误诊、漏诊。

类风湿关节炎与痛风性关节炎有何不同？

类风湿关节炎常呈慢性经过，约10%病例在关节附近有皮下结节，易与不典型痛风性关节炎混淆，鉴别要点如下：①痛风好发于中老年男性，发病急骤，疼痛剧烈，多在夜间突然关节痛或加重，首发症状常为第一跖趾关节红、肿、热、痛，早期发作疼痛常可自行缓解，间歇期良好，但关节炎可长期反复发作。类风湿关节炎好发于年轻女性，常缓慢起病，多呈进行性间歇加重。②类风湿关节炎表现为多发性、对称性的指趾小关节疼痛及梭形肿胀，这些关节包括双侧近端指间关节、掌指关节、腕关节、肘关节、膝关节、踝关节和跖趾关节，晚期有关节僵硬畸形和肌肉萎缩，罕见单个急性关节炎。痛风性关节炎临床特征具有单侧和不对称性的特点。③类风湿关节炎患者受累关节有明显的晨僵，晨僵时间往往超过1小时。痛风性关节炎无晨僵的特点。④痛风性关节炎患者类风湿因子阴性，血尿酸升高，关节液镜检有尿酸盐结晶发现。类风湿关节炎活动期类风湿因子阳性，而血尿酸正常，关节液无尿酸盐结晶发现。⑤类风湿关节炎X线表现关节面粗糙，软骨下囊性破坏，关节间隙变窄甚至关节面融合，骨质普遍疏松，而痛风表现为骨皮质下囊肿样缺损性改变。⑥类风湿关节炎用秋水仙碱无明显的止痛作用，痛风性关节炎发作时用秋水仙碱有特效。

痛风性关节炎既可以表现为类风湿因子阳性，也可合并类风湿关节炎或系统性红斑狼疮。遇到这种复杂病例，宜仔细鉴别。对高度怀疑者，可作诊断性治疗。若注意夜间突发小关节剧痛，尤其是拇指或拇趾关节受累这一特点，及时化验尿常规、血尿酸，可避免误诊。应强调的是，类风湿因子阳性，虽对类风湿关节炎有重要的诊断价值，但特异性较差。

痛风性关节炎是关节化脓发炎吗？

急性痛风性关节炎易被误诊为化脓性关节炎、丹毒或淋巴管炎，以致滥用抗生素的情况非常普遍。痛风性关节炎在急性发作时，多数有明显的红、肿、热、痛及活动受限，有时尚出现关节腔积液且抽取液体时会出现黄浊液体及发热、全身不适等症状（5%~8%的痛风性关节炎急性期可有血白细胞升高），常易误诊为急性化脓性关节炎。痛风急性发作的机制十分复杂，关节内的尿酸盐晶体是强烈的炎性刺激因子，可触发机体固有免疫反应，诱发、加重、维持炎症发作的强度。下列五点有助于痛风性关节炎与化脓性关节炎的鉴别：①发病突然，患者往往是在“无病”状态下突然发病。②第一次发作常常是夜间突然发生，剧烈的疼痛将患者从睡梦中惊醒，秋水仙碱有特效。③第一次发作的时候，80%的患者都是足拇趾第一关节突然红、肿、热、胀、痛疼痛异常剧烈，很像是一个急性蜂窝织炎，或者是一个严重的感染。随后病程中其他关节也可以发生这种疼痛。④尽管局部关节出现剧烈的红肿、热、胀、痛，但是不可能化脓，因为它不是感染性疾病。⑤关节炎可反复发作，造成关节畸形，出现痛风石。

化脓性关节炎是感染性病变，临床特征是：①可发现原发感染或化脓病灶。②为病原体直接侵犯关节，多见于下肢负重关节如髋、膝关节，不对称，多为单关节炎，并伴有高热、寒战等症状。易并发骨膜炎及骨髓炎。③关节腔穿刺液含大量白细胞，为脓性渗出液，涂片镜检可见革兰阳性葡萄球菌或培养出金黄色葡萄球菌、肺炎双球菌。④滑液检查无尿酸盐结晶发现，血尿酸正常。⑤外周血中白细胞数明显增加。⑥抗痛风药物治疗无效。

外伤会引起痛风性关节炎吗？

外伤通常不会引起痛风性关节炎，但原来有痛风者可在外伤后发作，因此而误诊。重要的鉴别点是痛风病情和创伤程度呈不平行关系，而创伤性关节炎，常有较重受伤史。

创伤性关节炎是指因创伤造成关节面不平整或承重失衡，关节软骨发生退行性改变，或导致关节周围软组织病变，出现关节疼痛、功能障碍的疾病。机械性创伤引起的关节退行性变，多继发于关节脱位、关节内骨折或关节骨缺血性坏死之后，或由于特殊职业的反复多次创伤所致。因创伤关节邻近或波及关节面的骨折，或关节内结构损伤（如半月板），未得到及时有效的治疗，引起关节面不平整或承重面改变，使部分关节面磨损，临床表现为活动时疼痛、肿胀，肌痉挛及进行性关节活动受限，最终形成骨性关节炎。严重者出现肢体肌肉萎缩、关节肿大。临床表现为关节疼痛及功能活动受限，过度运动后疼痛加重，休息后可减轻。X线摄片可见关节间隙狭窄、关节面不平整、负重点骨质增生硬化、关节边缘有骨刺形成，软骨下骨质硬化和囊性变。早期应注意休息，减少负重，活血化瘀，晚期症状严重者一般需行手术治疗。创伤性关节炎与痛风性关节炎的主要鉴别点包括：①有关节外伤史；②受累关节固定，无游走性；③滑液中无尿酸盐结晶；④血清尿酸不高。

银屑病关节炎与痛风性关节炎的区别在哪？

银屑病性关节炎，亦以男性多见，常非对称性地侵犯远端指趾关节，且20%左右的患者血尿酸含量升高，故需与痛风性关节炎鉴别。银屑病性关节炎常不对称性累及远端指间关节，骶髂关节也常累及，伴关节破损残废，其X线征象可类似于痛风，可见关节间隙增宽，指端骨质吸收，骨质增生与破坏可同时存在，末节趾（指）远端呈笔尖或笔帽状。银屑病性关节炎伴有血尿酸增高者与痛风不易区别，可有晨僵现象，但该病伴皮损，且HLA-B27大多阳性，可作鉴别。银屑病性关节炎与痛风性关节炎的其他鉴别要点为：①多数患者关节病变发生于银屑病之后，多出现四肢小关节的进行性破坏，关节边缘骨膜增生；②病变多侵犯指趾关节远端，半数以上患者伴有指甲增厚凹陷成脊形隆起；③X线像可见严重的关节破坏，关节间隙增宽、指趾末节骨端骨质吸收缩短如刀削状；④关节症状随皮损好转而减轻或随皮损恶化而加重。

什么是假性痛风？

由焦磷酸钙双水化物结晶沉积于关节软骨及其周围组织诱发引起的关节炎称假性痛风，其急性发作表现与痛风酷似，故称假性痛风，它又可称焦磷酸钙双水化物沉积症或软骨钙化症。假性痛风与痛风急性发作有颇多相似之处，但前者为焦磷酸钙结晶沉积关节而引起，女性略多于男性，好发年龄60岁以上，多见于膝关节，患者血尿酸在正常水平。

假性痛风大多见于老年人，一般女性发病较男性多见，以膝关节最常累及，关节炎症状发作常无明显的季节性。急性发作时症状酷似痛风，但血尿酸盐不高，关节滑囊液检查含焦磷酸钙盐结晶或磷灰石，X线片示软骨呈线状钙化，尚可有关节旁钙化。目前假性痛风病因未明，可能与遗传、外伤和代谢障碍等有关，但有下述临床特点：①老年人多见，常伴有其他疾病，出现相关的临床表现，如甲状腺功能亢进症、糖尿病、血色素沉积病等表现；②病变主要侵犯膝、肩、髋等大关节，膝关节最多见，其次为髋、肩、肘、踝、腕和掌指关节，呈单关节炎或多关节炎，关节肿胀明显，但疼痛较轻，可出现晨僵，屈曲挛缩；③X线摄片：关节间隙变窄和软骨钙化灶可呈密点状或线状，无骨质破坏改变。关节软骨、纤维软骨、肌腱、滑囊钙化，尤其是纤维软骨线状和点状钙化，常见于膝、腕关节，耻骨联合、脊柱的纤维环等处，可伴有骨赘形成等退行性关节炎表现。④血液检查，急性期白细胞增高、血沉增快，血清尿酸含量往往正常，类风湿因子阴性。⑤滑液偏振光显微镜检查可见弱阳性双折射光的焦磷酸钙单斜或三斜晶体。⑥秋水仙碱对急性关节炎也可如痛风有效，但对预防发作无效。

假性痛风在40岁以下发病者少见，但在老年人中，年龄愈大患病率愈高。从放射学软骨钙化看，65~74岁阳性者占15%，84岁以上者可高达44%。假性痛风一般可分为4类：①家族性；②散发性（原因不明性）；③继发于其他代谢疾病，如甲状旁腺功能亢进症、痛风、肝豆状核变性等；④创伤或外科手术后。与痛风不同，假性痛风的急性发作多是在结晶由软骨脱落至滑囊后，而促使脱落的因素可能有很多，如创伤、甲状旁腺手术后，并发另一急性炎性关节炎等。假性痛风的临床表现与痛风相似，但较轻，四肢小关节较少受累。急性发作时突然起病，关节呈红、肿、热、痛的表现，关节腔内常有积液。最多发生于膝关节及其他常见的髋、踝、肩、肘、腕等大关节，偶尔累及指、趾关节，但很少像痛风那样侵犯足拇趾。常为单个关节急性发作，手术和外伤可诱发。慢性的可侵犯多关节，呈对称性，进展缓慢，与骨关节炎相似。

谁把我的脚趾骨给凿掉了一块？

痛风的发病部位具有重要的诊断意义，第一跖趾关节是最好发的部位，具有特征性，约占80%。骨质缺损常见于第一跖骨头的远端内侧或背侧，一般为单侧，少数为双侧。尿酸盐易于在小关节内及其附近沉积，侵蚀骨质，晚期骨质有小的凿孔样腐蚀，又称空心石核，为尿酸盐沉着所致，引起慢性炎症反应和软骨、骨皮质破坏，邻近骨皮质出现不规则呈分叶状侵犯破坏，累及骨松质，边缘清楚或呈线样硬化，伴有边缘像骨刺样翘样突起，即所谓“悬挂边缘”，具有特征性意义。这些部位的X线摄片，可见关节面或骨端皮质有圆形或不整齐透光性缺损阴影，呈穿凿样、虫蚀样、数个互相融合成蜂窝状透亮缺损区或表面为不与关节腔相通的散在囊状透光区，偶尔因含钙质而不透X线，关节软骨下的骨质缺损区可与关节腔相通，边缘锐利，关节间隙可进一步狭窄甚至消失，最后引起关节畸形和纤维性强直，甚至骨性强直，骨质边缘可有增生反应，为痛风的X线特征。通常见于第一跖趾关节，病变周边骨质密度正常或增生，界限清晰，有利于与其他关节病变鉴别。骨质发生缺损可达15mm以上，而且可出现在皮下、软组织有痛风石之前。关节液中可查到尿酸盐结晶，将滑液置于玻片上，在细胞内或细胞外可见双折光细针状尿酸钠结晶的缓慢振动图像，亦可有轻度局限性骨质疏松。

痛风患者为何常有肾结石？

肾结石是临床上常见的疾病。在临床上引起肾结石的原因多种多样，但如果反复发生肾结石，则需要警惕是否与痛风有关。有研究发现，当血尿酸水平>713.5μmol/L或24小时尿酸排出>65480μmol/L时，半数痛风患者患有肾结石。

那么痛风患者为何常会伴有肾结石呢？我们知道，体内的尿酸主要通过肾脏排泄。一般而言，血尿酸水平越高，则经肾脏排泄的尿酸越多。尿酸通常呈溶解状态从尿液中排出，但溶解度受尿液pH（即酸碱度），以及尿液中尿酸浓度等影响。如果尿液呈酸性，尿液中尿酸的溶解度就会大幅度下降，此时若尿液中尿酸浓度又很高，尿液中过饱和的尿酸就会形成结晶析出，伴随着尿液进入肾小管、输尿管，并沉积在这些部位。如果长期持续处于高血尿酸水平，就会源源不断地有尿酸盐结晶在肾小管、输尿管沉积下来。尽管这些沉积下来的尿酸盐结晶可伴随尿液的冲刷排出体外，但犹如含有大量泥沙的洪水会造成河道淤积一样，含有大量尿酸盐结晶的尿液，也会造成尿酸盐结晶在肾小管、输尿管中的不断沉积。这种沉积的结晶最初呈松散状态，但随着时间的推移，可逐渐演变成为坚硬的结石。因此，对于痛风患者而言，如果高尿酸血症长期持续存在，发生肾结石的可能性明显增加。

血液化验的哪些变化提示患有痛风？

高尿酸血症是痛风的生化标志。尿酸是人体内嘌呤代谢的最终产物，体内嘌呤可以来自食物分解或是体内自行合成，大部分嘌呤在肝脏氧化代谢后变成尿酸，再由肾脏和肠道排出。上述各种途径只要有任何一方面出问题，尿酸代谢就会失去平衡，就会使尿酸堆积在体内，导致血中尿酸升高。实际上不少患者同时存在两种缺陷，而以其中一种为主。通过血和尿尿酸测定，可初步判定高尿酸血症的分型，有助于降尿酸药物的选择及鉴别尿路结石的性质。

1. 血、尿常规和血沉

（1）血常规和血沉检查：在痛风的急性发作期，外周血白细胞计数升高，通常为（10~20）$\times 10^9$/L，很少超过20 $\times 10^9$/L。中性粒细胞相应升高。肾功能下降者，可有轻、中度贫血。血沉增快，但通常小于60mm/h。

（2）尿常规检查：在痛风病程早期一般尿常规无改变。一旦累及肾脏者，可有蛋白尿、血尿，偶见管型尿；并发肾结石者，可见明显血尿，亦可见酸性尿石排出。

2. 血尿酸测定

（1）血尿酸含量既是痛风重要的生化标志，也是诊断和随访痛风的依据。在痛风急性发作期，绝大多数患者血清尿酸含量升高。一般认为采用尿酸氧化酶法测定，男性>420μmol/L（7mg/dl），女性>350μmol/L（6mg/dl），具有诊断价值。若已用排尿酸药或肾上腺皮质激素，则血清尿酸含量可以不高。缓解期尿酸水平可以正常。有2%~3%患者呈典型痛风发作而血清尿酸含量小于上述水平。这一点有三种解释：①中心体温和外周关节温度梯度差较大；②机体处于应激状态，分泌较多肾上腺皮质激素，促进血清尿酸排泄，而远端关节内尿酸钠含量仍相对较高；③已用排尿酸药或皮质激素治疗的影响。由于血尿酸水平受多种因素影响，存在波动性，应反复测定。

3. 24小时尿液中尿酸含量测定

在无嘌呤饮食及未服影响尿酸排泄药物的情况下，正常男性成人24小时尿尿酸总量不超过3.54mmol（600mg）。90%的原发性痛风患者24小时尿尿酸排出小于3.54mmol。故尿尿酸排泄正常，不能排除痛风，而尿尿酸大于750mg/24h，提示尿酸产生过多，尤其是非肾性的继发性痛风，血尿酸升高，尿尿酸亦同时明显升高。

血尿酸高就等于是痛风吗？

痛风分为无症状期、急性期、间歇期和慢性期。无症状期长达数年至十数年，此时多有高尿酸血症。大约10%的高尿酸血症可发展为痛风，所以，高尿酸血症与痛风不一样。痛风发作与高尿酸血症有关，血液尿酸水平的忽高忽低更容易引起痛风发作。不少高尿酸血症患者可以终身不出现症状，称为无症状高尿酸血症。只有在发生关节炎、痛风石形成以及关节和肾脏改变时才称为痛风。血尿酸水平越高、持续时间越长，发生痛风和尿路结石的机会就多。所以说，高尿酸血症是痛风的重要生化基础。临床大多数无症状的高尿酸血症患者会先发生急性痛风关节炎或肾结石等症状，但注意有10%~40%患者会先因为肾结石而就诊。

痛风意味着尿酸盐结晶沉积所致的反应性关节炎和/或痛风石形成，其发生是尿酸在体液中处于过饱和状态。血尿酸的正常范围有一定浓度跨度，一般导致过饱和的血尿酸浓度均超过416.2μmol/L。有研究对2046名健康男性进行15年的血清尿酸随访测定，发现痛风性关节炎5年的累积发病率在血尿酸浓度<475μmol/L的人群中为2.0%，在535μmol/L~595μmol/L的人群中为19.8%，在>595μmol/L的人群中为30%。还有一些因素影响尿酸的溶解度，比如雌激素、温度、酸碱度等可调节尿酸溶解度。血清尿酸浓度随年龄而升高，又有性别差异，性成熟后男性高于女性约1mg，至女性绝经期后两者又趋接近，因此男性在成年后即可发生高尿酸血症，而女性往往发生于绝经期后。痛风的发病年龄以40岁左右达最高峰，女性在围绝经期后。

男性血尿酸值超过420μmol/L以上，女性超过357μmol/L以上时，称为相对性高尿酸血症。高尿酸血症的发病率因种族和地区不同而有差异，痛风的发病率则远低于高尿酸血症。血中尿酸的增高，可以帮助痛风的诊断。但应注意到影响血尿酸增高的其他因素，如进食高热量、高嘌呤的饮食、饥饿及饮酒、应用噻嗪类及氨苯蝶啶等利尿剂、小剂量阿司匹林药物等，都能使血中尿酸增高，故不能仅因一次血尿酸值增高就戴上痛风的“帽子”。无症状性高尿酸血症在痛风出现以前，可以长期持续存在。有部分患者在痛风急性发作时，可能由于应激反应，内源性激素使尿酸由尿排出增多，从而使血尿酸值在正常范围内，反而在急性发作缓解后才出现血尿酸值增高。所以血尿酸水平应结合患者的症状、体征、X线检查、关节滑液检查尿酸盐结晶等加以综合分析，才能作出是否痛风的诊断。

痛风患者为什么要做肾脏、输尿管和膀胱的超声波检查？

痛风常累及肾脏引起慢性间质性肾炎和肾结石形成。这种由高尿酸血症/痛风引起的慢性肾脏损害称为高尿酸性肾病，也称痛风性肾病，是痛风除外关节炎以外的第二个常见临床表现。

长期高尿酸血症引起的肾脏损害有以下三种形式：

（1）慢性高尿酸血症肾病（也称为痛风性肾病、尿酸盐肾病、痛风性间质肾炎），尿酸盐结晶沉积于肾组织引起间质性肾炎，早期可仅有蛋白尿和镜下血尿，呈间歇出现，病情进一步发展，终由慢性氮质血症发展到尿毒症。

（2）急性梗阻性肾病，由于大量尿酸结晶广泛阻塞肾小管腔，导致尿流梗阻而产生急肾功能衰竭症状。

（3）尿酸性肾结石，原发性痛风患者有20%~25%并发尿酸性尿路结石，部分患者肾结石的症状早于关节炎的发作。继发性高尿酸血症尿路结石的发生率更高。痛风患者伴发的尿酸结石主要由于高尿酸尿症、酸性尿及尿浓缩三个因素所致。其成分可分为单纯性尿酸结石和混合性结石（合并钙盐成分）两种。单纯尿酸结石较疏松，一般被X线透过不显影，而B

超下却有特征性改变，当并有钙盐时X线上可见结石阴影。泌尿系B超能对痛风患者肾脏大小、轮廓、肾脏内部结构及肾结石作出明确的超声诊断，由于尿酸盐在肾髓质和锥体沉积，并伴有无菌性炎症反应是造成肾窦部增宽和结构紊乱的原因，其增宽的肾窦内散在强回声光点和光斑，系尿酸盐结晶所致的泥沙样物。病程长者，肾外形呈锯齿样改变，肾皮质变薄，增宽的肾窦沿锥体排列呈“菊花束”样强光团，后方伴有弱声影。

基于痛风的这些临床特点，患者需要定期进行肾脏、输尿管和膀胱的超声波检查。

对痛风性关节炎做超声检查有什么意义？

近年来随着高频超声的广泛应用，超声检查不仅可发现痛风导致的泌尿道结石，还可为发现痛风引起的关节损害提供重要依据。目前国外超声专家已达成共识：双轨征、痛风石、尿酸盐结晶沉积、骨侵蚀这四种征象是发生痛风时最重要的超声表现，有助于评估痛风病变的程度。国内外指南均认为在痛风性关节炎的声像图特点中，以关节腔内看到“暴雪征”“双轨征”最具有诊断价值，而关节内点状强回声、强回声团伴声影则是痛风石的常见表现。

研究发现，痛风患者既往受累关节和急性发作期关节等不同时期痛风性关节炎的超声特征有一定差异。有学者对已确诊痛风性关节炎的第一跖趾关节以及膝、踝、肘、腕关节进行超声检查，并结合关节镜、关节液的检查结果进行比较。结果发现：

①89.4%关节超声表现为软骨表面回声增强，与深面的骨性关节面强回声线形成“双轨征”。经关节镜证实，产生这种征象的原因是膝关节软骨面广泛覆盖银白色尿酸盐结晶。

②68.4%关节表现为不同程度的关节腔积液，无回声，积液内可见漂浮强回声光点，振动后运动明显。膝关节行关节液检查、关节镜检查证实关节积液内见大量尿酸盐晶体。

③57.9%关节腔内壁不光滑，滑膜增厚呈层状、绒毛状或结节样低回声实性突起，其内血流信号丰富或稀少。膝关节髌上囊处滑膜呈结节状明显增厚，内见大量强回声点，后方伴声影。关节镜下显示为结晶和纤维组织混合物，光镜显微镜下见滑膜内痛风性肉芽肿形成，强回声点为尿酸盐晶体。

④31.6%关节软骨超声表现为不规则性变薄，软骨下骨面粗糙、回声中断。

⑤15.7%关节骨皮质回声毛糙不平滑、连续性中断或缺损。

⑥21.1%关节周围软组织见稍高或强回声团，边界清晰，内部回声均匀，后伴或不伴声影。

此研究表明痛风性关节炎的声像图以关节软骨表面回声增强（双轨征）最为常见，其次为关节腔积液及滑膜增厚，较少见的是滑膜肉芽肿、骨质破坏、软骨破坏、痛风石。

超声检查所看到的这些特征性表现有助于痛风性关节炎的诊断，对于那些临床症状不典型、X线等影像学改变不明显的病例，尤其具有实用价值，是对诊断手段的重要补充。

痛风患者需要进行X线照片检查吗？

使用X线照片进行检查是临床常用的诊断方法之一，痛风的诊断也不例外，它可以显示痛风的骨关节改变，其具体表现视病变的发展阶段而有所不同。

病变初期，多累及手足小关节，尤其是第一跖趾关节（大脚趾根部区域），X线照片可以发现局部软组织肿胀，偶尔有钙化和骨膜反应。随着时间的推移，痛风反复发作，且发作时间越来越长，间隔时间越来越短，累及关节的数目会逐渐增多。由于病变初期，痛风所致的骨质改变尚不明显，故在此阶段X线照片可能还不能发现骨质的异常改变（图4）。

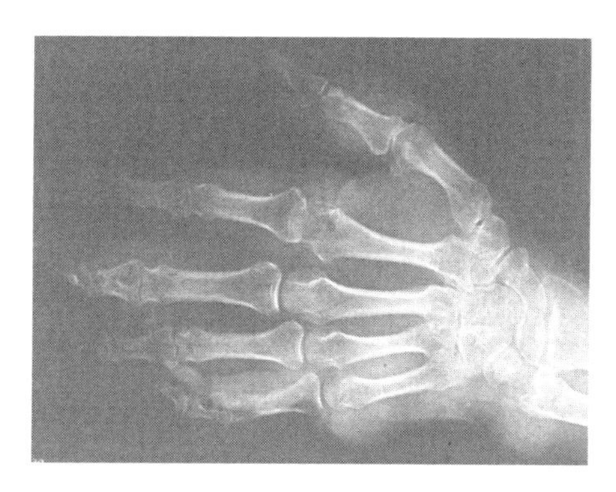

图4 右手多数掌指关节、腕关节旁软组织突起，为痛风结节形成

病变进入中晚期，X线照片可以显示骨质的侵蚀破坏、软骨破坏和软组织痛风结节形成。①骨质的侵蚀破坏表现：在手足关节的骨软骨边缘区域有囊性骨质缺损，呈穿凿样或虫咬状，内有斑点状钙化影（图5）。骨质缺损大小不定，可以在1mm至3cm大小范围。如果骨质缺损超过5mm，则应多考虑痛风的可能。骨质缺损的边缘锐利，可向骨外突起，突起处的骨边缘可薄如蛋壳，恰对着软组织痛风结节。②软骨破坏表现为关节腔变窄，关节面不规则。受累的关节有时也可能发生脱位现象。③软组织痛风结节常呈非对称性偏心性，逐渐增大，可见关节旁偏心性软组织肿胀，对邻近的骨可造成单个或多个弧形压迹。

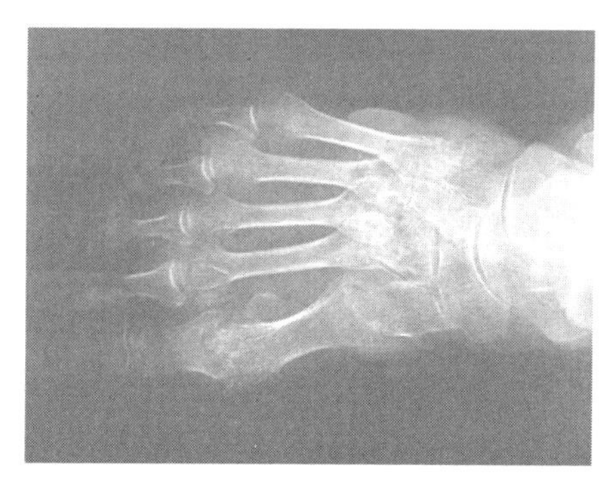

图5 右足第一跖趾关节骨质破坏，关节半脱位，伴软组织肿胀

此外，X线照片还可以显示痛风因尿酸代谢障碍所致的尿酸盐结晶沉积出现的肾结石表现等。

痛风时做CT检查会发现什么?

CT即X线计算机断层成像，具有密度分辨高和断面成像避免结构重叠的优点。CT也可用来检查痛风性骨关节炎，其表现与X线照片所见相似。其优点是显示痛风性关节炎解剖层次细节优于X线照片，能够更清楚更早期地显示痛风所致的骨质破坏和软组织肿胀。CT三维重建技术显示受累的骨质结构更加直观清楚。此外，美国心脏病协会已把痛风列为缺血性心脏病的危险因素及动脉硬化的促进因子。因为痛风如不好好治疗，持续的高尿酸血症会使过多的尿酸盐结晶沉淀在冠状动脉内，加上血小板的凝集亢进，会加速动脉硬化的进程。CT可以非常清楚地显示动脉壁的钙化，CT血管成像（简称CTA）还可以观察到冠状动脉的狭窄程度。痛风患者出现肾结石的概率比正常人高得多，尿中的尿酸量越多、酸碱度越酸，越容易发生结石。CT显示痛风伴发的肾结石较X线照片更早更清楚。不过，CT显示骨关节以外的痛风改变并无特异性，需要结合实验室等多种方法才可以确定。

痛风的磁共振成像（MRI）特点是什么?

磁共振成像（MRI）是20世纪70年代继CT之后开发应用的又一种现代化影像学检查手段，具有无放射性损伤、显示软组织特别优良、多断面成像、参数众多、信息量大的特点。虽然磁共振成像对于显示痛风病灶中钙化的敏感度不如X线照片和CT检查，但是磁共振成像在诊断痛风性关节炎方面仍然具有非常优越的作用：

（1）显示痛风病灶区域软组织肿胀更清楚更明显，与正常肌肉相比软组织痛风结节表现局部膨大，其信号（表现为影像的黑白）明显不同。

（2）观察到痛风累及骨关节所致的骨质改变更早，可早到仅仅有骨质水肿，还未出现骨质破坏的阶段。磁共振成像可显示病灶发生的具体部位、病灶数量，常常可以发现痛风病灶呈单个或多个，分布在关节的不同部位，甚至呈点状散在分布。

（3）注射造影剂后，磁共振成像显示大多数病灶边缘强化，反映痛风刺激关节滑膜，痛风病灶局部炎性组织血管分布增加，在一定程度上揭示痛风病灶的活跃程度。

同时，磁共振成像对尿酸盐结晶沉淀在肾脏内，造成痛风性肾病并引起肾功能不全时的肾脏能够有所显示，表现为肾脏皮髓质分辨模糊不清，行磁共振成像动态增强扫描可以发现肾脏的血流灌注降低。高尿酸血症会使过多的尿酸盐结晶沉积在血管壁，最终导致缺血性心脏病，磁共振成像可以显示心肌梗死征象。

痛风时为什么要做关节腔穿刺检查？

痛风性关节炎的表现可以类似于类风湿关节炎，也可以多个小关节受累，并且位于伸肌腱表面的痛风石可以酷似类风湿结节，有30%的痛风石患者血清中类风湿因子可呈低滴度阳性，这些增加了诊断上的困难。同时痛风性关节炎出现多关节受累的病例越来越多，并且临床表现越来越像其他类型的关节炎。比如接受利尿剂治疗的绝经后的妇女容易在手的骨性关节炎好发部位形成痛风石，临床表现类似于“侵蚀性的骨性关节炎”，这些情况在急性关节炎的患者中需注意鉴别，此时，从关节滑液中找到尿酸盐结晶是相当必要的，单单依据临床表现、血尿酸增高，以及对非甾体类消炎镇痛药物治疗的疗效来确立诊断是绝对不够的，这样很容易导致误诊。

急性痛风性关节炎发作时，肿胀关节腔内可有积液，行关节腔穿刺，以注射针抽取滑囊液检查，可见中性粒细胞增多，内有双折光现象的针形尿酸盐结晶，具有极其重要的诊断意义。约95%以上急性痛风性关节炎发作时滑液中可发现尿酸盐结晶。即使在无症状期，亦可在关节积液内找到尿酸钠结晶。

因此，对一些诊断不明确，或者诊断有困难的病例，进行关节腔穿刺，获得一些组织液供化验检查是非常有意义和完全必要的。关节腔滑液检查包括：

（1）偏振光显微镜检查：将滑液置于载玻片上，在细胞内或细胞外可见双折光细针状尿酸钠结晶的缓慢振动图像。用第一级红色补偿棱镜，当尿酸盐结晶方向与镜轴平行时呈黄色，垂直时呈蓝色。

（2）普通显微镜检查：尿酸钠结晶呈杆状针状的检出率仅为偏振光显微镜的一半。若在滑液中加入肝素，离心沉淀取沉淀物镜检，可以提高其检出率。

（3）紫外分光光度计测定：采用紫外分光光度计对滑囊液或疑为痛风结节的内容物进行定性分析来判定尿酸钠，是痛风最有价值的方法。方法是首先测定待测标本的吸收光谱，然后与已知尿酸钠的吸收光谱比较，若两者相同，则测定物质即为已知化合物。

（4）紫尿酸胺试验：对经过普通光学显微镜或偏振光显微镜检查发现有尿酸钠存在的标本可行本试验以便进一步予以确认，此法简便易行。其原理是尿酸钠加硝酸后加热产生双阿脲，再加入氨溶液即生成呈紫红色的紫尿酸铵。

（5）尿酸盐溶解试验：在有尿酸盐结晶的滑液中加入尿酸氧化酶保温后，尿酸盐结晶被降解为尿囊素可见结晶消失。

关节腔镜检查对痛风的诊断有帮助吗？

近年来痛风性关节炎的患者有逐年增多趋势，由于部分患者血尿酸值并无明显升高，或未发生第1跖趾关节肿痛，而是以踝、膝等大关节肿痛为主要首发表现，这与痛风性关节炎最多见于第一跖趾关节且血尿酸值增高的典型表现并不完全相符，故临床常将其与急性化脓性关节炎、类风湿关节炎及外伤性滑膜炎相混淆。

关节腔镜技术的逐渐成熟和广泛普及，为痛风时的大关节病变早期诊断、鉴别及治疗提供了一种有效的途径。由于尿酸盐结晶具有反光特性，因此关节镜下很易观察到沉积于滑膜、软骨、半月板等关节结构表面的微小结晶物，冲洗关节腔时，可见部分结晶脱落到关节腔内。尤其对早期初发病例，关节镜检查结合滑膜病检及滑液检查，不仅有利于早期排除其他类型的急慢性滑膜炎，而且能最大限度地减少由于诊断延误所致的结晶物对软骨、半月板等组织结构的持续侵蚀和损害。因此，对反复发作诊断不明的大关节肿痛患者，早期行关节镜诊治有积极的意义。国际上痛风诊断标准的共同特点，均将从关节液或痛风石中查找和鉴定特异性尿酸盐晶体作为“金标准”，但由于临床上不易获取标本，应用并不普遍。

关节腔镜检查痛风性关节炎，滑膜组织的轻度充血和增生为非特异性表现，具有诊断意义的表现是早期可以观察到滑膜组织上小颗粒状的晶体沉积，随后可见大量白色絮状或团块状结晶散在沉积于滑膜、软骨表面和半月板等其他关节内结构表面；晚期可以出现较局限的软骨和骨骼缺损，通常可以在该区域观察到痛风石的沉积。术中将这些白色物质取出后用乙醇固定，显微镜下可以进一步确认为针状晶体，另外同时取出滑膜组织病检，利于鉴别诊断。而其他一些常见关节疾病有不同的关节镜下表现，如化脓性关节炎在早期表现为非常明显的滑膜充血水肿，随后可以出现大量的白色纤维蛋白带，晚期出现大量的软骨剥脱、漂浮和骨质裸露等。

因此，对于临床表现不典型的痛风患者，关节腔镜检查有助于痛风性关节炎与其他晶体性关节炎的鉴别，如假性痛风、羟磷灰石沉积症、类固醇结晶关节炎等，有助于明确痛风性关节炎的诊断。

做痛风石活检的目的是什么？

对痛风石内容物进行穿刺或活检，在旋光显微镜下检查，可见结节内容呈黏土状，镜下亦可发现双折光的针状尿酸盐结晶，呈黄色。此项检查对痛风具有确诊意义，应视为痛风诊断的“金标准”。对痛风结节进行活检或穿刺吸取其内容物，或从皮肤溃疡处采取白垩状黏稠物质涂片，滴硝酸一滴，加热使硝酸蒸发掉，冷却后滴氨水，标本呈暗紫红色。此法查到特异性尿酸盐的阳性率极高。此外，在对痛风结节进行活检或穿刺吸取其内容物进行检查时，还可以尽可能地将结节内容物吸取干净。这样还可以起到延缓痛风石的形成与发展的效果，在一定程度上保护邻近关节，具有一定的治疗作用。

痛风患者为何要检查血糖、胰岛素？

痛风与糖尿病都属于代谢性疾病，临床上常常见到同时患痛风和糖尿病的患者。两种疾病有共同的发病基础，即存在胰岛素抵抗。少运动，营养过剩是发病的诱因之一。因此，有人把痛风和糖尿病比作一对“难兄难弟”。高尿酸血症中2%~50%有糖尿病，痛风患者中糖耐量减退者占7%~74%，有临床糖尿病表现者一般为2型糖尿病。反之，在糖尿病患者中有1%~9%患有痛风性关节炎，2%~50%患者有高尿酸血症。痛风患者易患糖尿病的原因还与遗传缺陷、肥胖及不喜欢活动等有直接的关系。有研究发现，血尿酸升高可能会直接损害胰岛B细胞，影响胰岛素分泌而诱发糖尿病。另外，痛风还与糖尿病的一些并发症或者合并症密切相关，例如，高尿酸血症就是一个2型糖尿病患者脑卒中的独立预测因子。国外有学者曾经对7000多例以往没有糖尿病的人群进行调查，测定血尿酸、血糖、胰岛素及其他生化指标，并计算体重指数（BMI）、腰臀比（WHR）及测量血压，同时予稳态模型法（HOMA）评价胰岛素抵抗指数（IR），在调整了胰岛素、血压、肥胖等这些影响胰岛素抵抗指数的因素后，结果发现血尿酸与胰岛素、胰岛素抵抗存在有意义的正相关。血尿酸水平增高是高胰岛素血症的又一特征，而高尿酸血症则可能是代谢综合征的一个危险因素，这种现象在年纪较大的个体中更明显，因而其发生率在中老年人中愈来愈占有重要位置。痛风、肥胖、高脂血症、高血压、糖尿病等应该同步治疗，才能取得事半功倍的效果。

许多研究结果显示，痛风患者较正常人存在较高的血清胰岛素水平，表明在痛风患者中存在高胰岛素血症，提示胰岛素高分泌或者胰岛素抵抗是这些高危人群的早期代谢特征。有报告血清尿酸盐水平与空腹及餐后2小时的血糖浓度呈正相关。糖尿病患者易产生高尿酸血症，嘌呤的分解代谢增强和尿酸的生成增加是糖尿病的特点。糖尿病患者发生高尿酸血症可分为3型：代谢型、肾型、混合型。代谢型的特点是尿酸在体内产生增加，肾型的特点是肾的尿酸排泄降低，混合型的特点是尿酸的生成增加和排泄降低两者兼有。在高尿酸血症的形成中，肾脏的因素常具有重要意义。几乎所有高尿酸血症的糖尿病患者都具有慢性肾功能不全的特点和肾的尿酸排泄功能受损。在1型糖尿病高尿酸血症的发展中，肾脏受损起主要作用。2型糖尿病高尿酸血症的发生是复合因素决定的，即肾脏功能的损害和尿酸的生成增多。糖尿病酮症酸中毒时体内酸性物质增多，抑制肾小管对尿酸的排泄，也可导致高尿酸血症。

有人对痛风病患做口服葡萄糖耐量试验，结果发现有30%~40%合并有不同程度的糖代谢异常，这种异常的比例远远高于一般人群。由于痛风与高胰岛素血症、高血糖、糖尿病密切相关，为了早期发现这些相关或者合并的疾病，痛风患者需要定期检查血糖、胰岛素。

痛风患者为何要检查血脂？

一些临床研究资料显示，半数以上的痛风患者伴有高脂血症，而在高脂血症患者中不少有血尿酸水平的异常。在肥胖、高甘油三酯血症及高血压患者中，痛风极其常见。肥胖者不仅有尿酸产量增多，而且存在尿酸排泄减少，从而引起高尿酸血症与痛风。若临床上这些疾病同时出现，有可能造成疾病不易控制。因此，在检查时应该同时进行评估。高尿酸血症与代谢综合征的各组分如高脂血症、高血压、糖尿病、肥胖的相关性日益受到重视，这实际上是如何评估血尿酸升高对人体组织器官的损害，以及何时对高尿酸血症进行药物干预的问题。

一些研究发现，高脂血症或高甘油三酯血症与血尿酸增高有关。血尿酸水平与甘油三酯水平之间存在显著的正相关。有人观察到，甘油三酯升高程度与血清尿酸含量升高呈正比。有学者认为，甘油三酯过高可降低肾脏对尿酸排泄，是导致发生痛风的原因之一。

虽然尿酸是人体嘌呤代谢的最终产物，但涉及一些更为复杂的代谢过程。例如，由于3-磷酸甘油酰脱氢酶的活性降低，可使在糖酵解过程中的中间产物向5-磷酸核糖及磷酸核糖焦磷酸转移，导致血尿酸生成增多，而致高尿酸血症。同时，也使3-磷酸甘油积聚，致使血中甘油三酯增加，出现高甘油三酯血症。而血脂异常是促进动脉硬化的重要因素之一，同时高尿酸血症导致结晶在血管壁沉积，直接损伤动脉内膜，诱发加重动脉粥样硬化。美国芝加哥关于心脏的一项研究显示，高尿酸血症与多种心血管疾病的高死亡率相关。高尿酸血症的患者容易患动脉粥样硬化，可以加速发生动脉粥样硬化的进程。

综上所述，作为评估痛风患者相关合并疾病的一个血清指标，痛风患者应该定期检查血脂。

为什么痛风患者要做心电图检查？

流行病学显示高尿酸血症为代谢综合征、2型糖尿病、高血压、心力衰竭、脑梗死和慢性肾病的独立危险因素。血尿酸水平>357μmol/L（6mg/dl）就可成为冠心病的独立危险因素，血尿酸水平>417μmol/L（7mg/dl）可成为脑卒中的独立危险因素。许多资料表明，痛风患者中冠心病的患病率明显增加，而在有冠心病的患者中存在血尿酸增高或者诊断痛风者较多。美国芝加哥一项关于心脏的研究结果提示尿酸水平是女性全因死亡和冠心病死亡的独立危险因素，血尿酸每升高59.5μmol/L（1mg/dl），危险性增加48%，而在男性尿酸水平与冠心病死亡相关联但不是独立的危险因素。

高尿酸血症已被认为是冠心病、动脉硬化的独立危险因素之一。与痛风并存的其他因素如肥胖、高脂血症、高血压、糖尿病等均为冠心病的危险因素，它们共同作用可加速冠心病的发生、发展。国内外均有研究资料表明尿酸与冠心病的发病率、急性心肌梗死的死亡率及其危险因子密切相关。

痛风对患者心脏会有各种不同的损害。沉积的尿酸盐可以累及冠状动脉的主要分支及细小的分支，使冠状动脉管壁增厚、管腔狭窄甚至发生闭塞，从而引起冠状动脉供血不足，可出现心绞痛、心肌梗死。尿酸盐累及心肌和传导系统，由于侵犯部位、程度的不同，相应表现不同类型的传导障碍、心律失常。尿酸盐可在心脏内膜、外膜、瓣膜、心肌、心肌间质和传导系统中沉积，甚至形成结石，引起心肌损害、冠状动脉供血不足、心律失常和心功能不全。对此，有人主张把这些病理性的改变称之“痛风性”心脏病。文献中，有在二尖瓣或心脏传导系统发现尿酸盐结石，甚至引起完全性房室传导阻滞的报道。但临床工作中，痛风患者的心脏表现直接为尿酸盐引起者尚属少见，大部分是由于合并冠心病所致。

心电图作为一个简单易行的筛查与诊断心血管疾病的工具，早已经在临床上广泛应用。因此，为了预防或者早期发现冠心病，痛风患者应该定期做心电图检查。

痛风患者为什么要经常量血压？

有关痛风与心血管疾病之间关系的研究已经有一百多年的历史，大量的文献报道痛风患者常常伴有高血压。高血压是继糖尿病之后，痛风患者容易并发的疾病之一。

近年Olivetti心脏研究结果发现，血清尿酸水平每增加59.5μmol/L（1mg/dl），受试对象发生高血压的危险性增加23%，基础血尿酸水平是高血压发病的最强的独立预测危险因素。在10年的随访中，有高尿酸血症的患者发生高血压的危险性增加了10倍。在《美国全国健康和营养检查调查》（NHANES）研究中，伴有高尿酸血症的高血压患者发生心脏事件和脑卒中的危险性显著升高，血尿酸水平>357μmol/L（6mg/dl）是冠心病的独立危险因素。

尿酸是单纯收缩压增高的老年患者心血管事件的独立危险因素。20%~50%的痛风患者有高血压，而在高血压患者中30%有高尿酸血症。血尿酸水平与血压水平呈正相关，高尿酸血症是高血压的一个危险因子。许多研究观察到在尿酸与高血压之间确实存在互相影响的现象。

1. 高尿酸血症对高血压的影响

一些研究提示高尿酸可能是导致高血压的原因之一，痛风患者的高血压可能是继发于尿酸结晶沉着导致的肾损害，即所谓痛风肾。由于尿酸盐的溶解性较低，可使肾锥部位出现对结晶的炎性反应而后影响到血压调节。高血压患者如发生高尿酸血症，其血尿酸水平常和肾血流动力学有关，能反映高血压病引起的肾血管损害的程度，并可作为肾硬化的一个血流动力学指标。病程愈长，尿酸愈高，病情愈重，肾血流的损害愈重。其机制尚不清楚，可能是通过尿酸钠结晶直接沉积于小动脉壁而损害动脉内膜引起动脉硬化加重高血压。从降尿酸治疗的角度看，降低尿酸水平的药物如别嘌醇，仅仅对早期高血压患者有效，而对血管壁已经形成硬化的患者则无相关性。从控制高血压发生的生物化学因素的角度，似乎为治疗高血压提供了一种新的潜在的治疗方法。

2. 高血压病对高尿酸血症的影响

痛风患者如合并高血压，可影响尿酸排泄，使高尿酸血症更加明显。其机制可能是：①高血压可引起肾小动脉硬化；②高血压时血管紧张素、儿茶酚胺浓度升高，引起大血管和微血管病变，使组织缺氧，血乳酸水平升高，使肾血流量减少，肾小管缺氧使乳酸生成增多，后者对尿酸排泄有竞争性抑制作用，使尿酸分泌减少，影响肾排泄尿酸，造成尿酸潴留；③高血压患者长期使用某些利尿剂如噻嗪类、氨苯蝶啶等，亦影响肾小管对尿酸的排泄，使尿酸重吸收增加、排出减少。高尿酸血症可出现于未治疗的高血压患者，它反映肾血流量下降。高血压引起的不同程度的动脉粥样硬化和肾硬化共同导致肾血流的降低和恶化，从而加重了高尿酸血症的发展。高血压患者血尿酸水平常高于正常人，约25%未经治疗的高血压患者伴高尿酸血症，使用利尿剂治疗的患者中，有40%~50%患者伴高尿酸血症。

综上所述，鉴于高尿酸血症、痛风患者常常合并高血压，因此这些患者应该经常测量血压，关注是否有变化。

如何对待化验结果？

痛风常用化验检查包括血常规、尿常规、血沉、肾功能、血和尿的尿酸测定和血脂分析等，对待结果应该结合临床进行分析。

（1）血、尿常规和血沉：在急性发作期血常规检查，外周血白细胞计数升高，通常为（10~20）$\times 10^9$/L，很少超过20$\times 10^9$/L，中性粒细胞相应升高。肾功能下降者，可有轻、中度贫血。有些患者有血沉增快，但通常小于60mm/h。尿常规检查，在病程早期一般无改变，如果有肾脏累及者，可以有蛋白尿、血尿、脓尿，偶见管型尿，并发肾结石者，可见明显血尿，亦可见酸性尿石排出。

（2）注意肾功能变化：继发性痛风和痛风性肾病者，可有肾功能异常，血清肌酐和尿素氮水平升高。

（3）血尿酸水平测定：血尿酸增高是痛风患者的重要临床生化特点，对痛风诊断最有价值。值得注意的是，影响血尿酸水平的因素较多，有时血尿酸水平与其临床表现的严重程度并不一定完全平行。要警惕一些疾病如白血病、多发性骨髓瘤、真性红细胞增多症，血尿酸值可异常增加。肾功能减退及慢性铅中毒、糖尿病也可造成血尿酸增高。

在测定血尿酸时还必须注意下列事项：①患者应在清晨空腹状态下抽血送检。②一些影响尿酸排泄的药物在抽血前几日即应停用，例如降尿酸类药物阿司匹林、降血压药、利尿剂、氯普噻吨等，应至少停药5日以上。③抽血前应避免剧烈活动，如奔跑、快速登楼、负重或挑担等，因为剧烈运动可使血尿酸升高。④由于血尿酸浓度有时呈波动性，故一次血尿酸测定正常不能否定高尿酸血症，应多查几次。

（4）尿尿酸测定：尿尿酸增加见于肾小管重吸收障碍，如范可尼综合征、高嘌呤饮食、剧烈运动、禁食、大量组织破坏、肺炎、子痫、核蛋白分解代谢增强等。尿尿酸减少见于恶性贫血复发、乳糜泻，应用了肾上腺皮质激素、阿司匹林等药物，肾炎及肾功能不全等。

测定24小时尿尿酸时应注意以下几点：①如果患者已有肾功能减退、结石引起的尿路梗阻，以及大量肾盂积水、尿潴留及排尿不畅等情况，可使测定结果受影响；②应准确留取24小时的尿量，留尿的容器应放防腐剂；③留尿当天如有腹泻、呕吐等脱水情况，及发热、尿路感染或其他急性疾病时，应改期进行。

（5）血脂谱测定：痛风患者血脂谱常有异常，其中甘油三酯升高最明显，其次是α脂蛋白和低密度脂蛋白胆固醇，而有益人体心血管的高密度脂蛋白胆固醇却明显降低。

痛风患者需要定期化验吗？

由于痛风是慢性疾病，常同时并发有糖尿病等其他代谢紊乱性疾病，所以有必要定期进行一些常用检查：

（1）血尿酸检测：血尿酸水平是诊断与监控痛风病情的基础，定期检测血尿酸有助于合理给予饮食指导和药物治疗。在急性发作开始治疗后，通常从第一次服药后3天到1周监测1次，急性期3~7天监测1次，慢性期半个月到1个月监测1次，病情稳定者也需要定期复查。

（2）尿常规检测：定期检测尿常规，监测尿pH的变化，调整碳酸氢钠的用量。痛风患者尿比重升高，可能合并尿酸性肾功能不全或伴发糖尿病或高血压性肾病，应进一步检查肌酐清除率、肾同位素扫描、测血糖等项目。当尿蛋白呈阳性和蛋白>150mg/L时，应考虑肾小球病变。因为病变可能是痛风所致，也可能是伴发病高血压、糖尿病、多发性骨髓瘤等病引起肾小球发生较重的病理性改变，使分子量较小的蛋白质漏出增多所致。尿红细胞和隐血，两项结果如果呈阳性，首先应考虑痛风合并肾结石的可能。

（3）尿尿酸检测：检测24小时尿液中排尿酸的总量，如总排量大于750mg，证明体内尿酸生成增加，服用抑制尿酸生成的降尿酸药（别嘌醇）是最佳选择；如果尿pH正常或增高，24小时排尿酸量也较低，说明肾小管近端重吸收过多或分泌功能下降，此时应首选促进尿酸排泄药（苯溴马隆等）为宜。

（4）血糖、血脂检查：包括空腹血糖及餐后两小时血糖测定、总胆固醇、甘油三酯，高密度脂蛋白、低密度脂蛋白、极低密度脂蛋白等，有条件者尚可做载脂蛋白测定。必要时进行葡萄糖耐量试验，以早期发现糖代谢异常或者糖尿病。

（5）肝肾功能检查：以确立有无痛风性肾病及肝脏病变。

痛风没有关节痛就可以不再检测血尿酸吗？

高尿酸血症是痛风急性发作的基础，在急性关节炎发作期间，患者大多可以配合定期检测血尿酸等。但不少痛风患者由于对疾病的危害认识不足，不清楚痛风的治疗是一场持久战，需要一直采用生活方式干预、适时给予药物治疗。尤其是初发的患者，发作期过后，关节疼痛已经消失，就认为疾病“治愈了”，常常是好了伤疤忘了疼，对饮食也不加调控，更谈不上日常生活方式的改变和定期化验监控。事实上，急性痛风关节痛缓解后，并不是万事大吉，可以高枕无忧了，而是仍然需要重视预防痛风关节炎的再次发作，应该注意几点：①要认识到痛风的严重性和治疗的困难性。②要认识痛风治疗的长期性。③要理解医生在选药过程中的困难，因为很多药物对这个疾病有毒性和副作用。④要在医生的指导下，综合地进行立体预防和治疗。立体预防和治疗包括生活起居的调整，药物治疗方案的调整，化验指标的定期检测，这样联合起来才能有效管理痛风。不然一旦诱发肾脏损伤、糖尿病等，则后患无穷。因此，痛风患者即使已经没有关节痛了，依然需要定期检测血尿酸等。

治疗篇

- 痛风能根治吗?
- 痛风治疗的目的是什么?
- 痛风治疗应该分段处理，灵活治疗吗?
- 什么是痛风的一般治疗?
- 痛风急性发作时怎么办?
- ……

痛风能根治吗？

以往痛风多发生在生活富裕的群体中，常被称为“帝王病”，“富贵病”。随着现代社会物质生活水平及饮食结构改变，痛风发病率逐年增加。痛风能否根治是许多患者密切关注的问题。要回答这个问题，首先要了解痛风的发病原因。简单来说，痛风发病与人体内尿酸产生与排出的动态平衡遭到破坏有关。多种原因破坏了这种平衡，以致有过多尿酸盐沉积于血液和组织中，进而引起关节红肿热痛、尿路结石和痛风性肾病等变化。

血液中尿酸长期增高是痛风发生发展的关键，其来源主要有两个方面：其一是长期大量摄入了嘌呤含量较高的食物，经过消化与吸收后，在体内通过一些酶的作用生成尿酸；其二是人体细胞内蛋白质分解代谢，产生的核酸和其他嘌呤类化合物，经一些酶的作用而生成尿酸。尿酸的生成是一个由多种酶催化的复杂过程，这些酶大致可分为两类：促进尿酸合成的酶和抑制尿酸合成的酶。痛风患者由于存在遗传缺陷，可引起这些酶的活性异常，导致尿酸生成增多；或肾脏排泌尿酸发生障碍，使尿酸在血液中聚积导致发病。

由此可见，痛风与遗传存在关联，所以目前无法根治。但由于长期大量摄入嘌呤含量较高的食物可诱发痛风，生活中注意健康饮食，完全可以减少痛风发作。而那些打着根治痛风幌子的虚假广告则完全缺乏科学依据。要相信科学，日常生活中注意低嘌呤饮食、多饮水促进尿酸排泄、避免诱因、发作时合理用药才是预防和治疗痛风的根本方法。

痛风治疗的目标是什么？

痛风治疗的目标包括几个方面：控制高尿酸血症，缓解、预防痛风性关节炎以及其他并发症、合并症，避免诱因。

高尿酸血症是痛风发生的基础，如果高尿酸血症长期存在，则尿酸将沉积在关节、皮下组织、肾脏等部位，引起关节炎反复发作、痛风石形成、痛风性肾病等并发症。因此，治疗的首要目标是纠正高尿酸血症。

尽快终止急性痛风性关节炎发作是治疗中最迫切的目标。急性痛风性关节炎既是痛风诊断的主要依据，也是患者难以忍受的症状。此时，迅速缓解症状、解除痛苦，是患者最迫切的诉求。

预防痛风性关节炎的反复发作是治疗的又一个目标。随着急性痛风性关节炎发作次数的增加和病程的进展，受累关节逐渐增多，关节炎症也逐步演变为慢性，最终病变关节畸形而丧失功能。可以说痛风性关节炎是否造成关节的破坏、畸形和功能障碍，与关节炎的发作次数、频度及每次发作的严重程度有密切的关系。所以必须避免痛风性关节的反复发作。

预防尿酸性肾结石的形成，保护肾功能是重要的治疗目标。长期持续血尿酸升高，尿酸盐结晶会沉积在肾脏，导致痛风性肾病，包括慢性间质性肾炎和尿酸性肾结石。痛风性肾病对肾脏的损害是一个缓慢的过程，但如果任其发展，可发展为肾功能衰竭、尿毒症，这种严重并发症是诱发患者死亡的原因之一。

痛风患者易合并糖尿病、肥胖、高血压、血脂异常等，因此预防和治疗合并症也是治疗痛风的目标之一。

避免诱因也是不可忽视的治疗目标。引起痛风发作的“罪魁祸首”包括疲劳过度、饮食不调、饮酒过量、受凉感冒、关节外伤、过度运动、长期服用利尿剂等。因此，远离痛风，必须警惕这些诱因。

痛风治疗应该分段处理，灵活治疗吗？

病友老王痛风反复发作，久病成医，经常自行在药店买药自治，还热心向其他痛风患者推荐自己使用的药物。但最近出现颜面浮肿和下肢浮肿，老伴不放心，还是把老王送到医院检查。化验结果出来了，不仅血尿酸高，而且肾功能指标包括肌酐和尿素氮均升高了，医生告诉老王已经出现痛风肾病，肾功能受损，需要调整用药。老王追悔莫及，久病未必成医，还是需要在专科医生的指导下治疗。老王的医生告诉他，痛风治疗应该分段处理，灵活治疗，定期到医院复诊，避免贻误病情。

临床上一般将痛风分为四期描述。这四期包括：无症状的高尿酸血症；急性痛风性关节炎；发作间期；慢性痛风关节炎期。在第二至第四期皆可能发生肾结石和痛风肾病。到了慢性痛风性关节炎期，不仅出现皮下痛风石，同时由于尿酸性肾病及肾结石的存在，肾功能可以从正常或轻度减退发展到肾功能明显减退，出现氮质血症甚至尿毒症。患者来就诊时，可能处于不同的分期，所以要根据不同病期进行针对性处理，选择最佳治疗方案。

无症状高尿酸血症期的患者没有特殊症状，仅表现为血尿酸升高。处理原则是饮食治疗和注意避免诱发因素，如有肥胖、高血压、高脂血症、糖尿病等合并症应积极治疗。此期患者是否需要降尿酸药物治疗，有一定争议，但限高嘌呤饮食、多饮水促进排泄、避免诱因等一般治疗措施已为大家公认。

急性痛风发作期的治疗关键在于迅速而有效地控制症状，及时终止发作，将痛风性关节炎对关节的损害减低到最小限度。秋水仙碱、非甾体解热镇痛类药物、肾上腺皮质激素是目前痛风急性发作的常用药物。

间歇期治疗的目的在于预防急性发作，保持血清尿酸于正常范围，防止尿酸盐在组织中沉积和保护肾脏功能，同时应该避免各种诱发因素。使用促进尿酸排泄和抑制尿酸生成的药物是常用的治疗手段。

到了慢性痛风关节炎期，有20%~30%患者身体表面出现痛风石，关节功能严重下降，甚至失去自理能力。可引起痛风性肾病，肾功能衰竭，甚至导致死亡。慢性痛风关节炎期的治疗包括预防急性发作，保持血清尿酸于正常范围，防止尿酸盐在组织中沉积，保护肾脏功能，避免各种诱发因素，同时针对关节和肾病并发症作相应处理。

什么是痛风的一般治疗？

简单来说，痛风的一般治疗是指通过日常的生活、饮食等进行系统管理，包括限制高嘌呤饮食，多饮水促进尿酸的排泄，避免诱因等。

我们知道痛风的发病因素，主要是从食品中摄入嘌呤过多、机体嘌呤代谢紊乱及肾脏排泄功能下降等，致使患者血尿酸增高。所以从食物中摄取嘌呤量的多少，对尿酸的浓度影响很大，故痛风患者节制饮食中的嘌呤摄入量非常必要。首先不吃富含嘌呤食物，不要大鱼大肉、暴饮暴食，不喝酒，不吃动物内脏（例如肝、肾、脑、心、肠等）和肉类的汤，少吃海产品。应尽量选择嘌呤含量低的食物如：蛋类、奶类、米、麦、甘薯、叶菜类、瓜类蔬菜及水果。其次节制每日的进食总热量，控制体重。可以多食蔬菜水果等素食，蔬菜水果类属碱性食物，增加体内碱储量，使体液pH值升高，利于尿酸排泄。有句“三多三少”口诀用于痛风饮食控制非常贴切。哪三多三少呢？①多饮水，少喝汤。也就是说血尿酸偏高者和痛风患者要多喝白开水，少喝肉汤、鱼汤、鸡汤、火锅汤等。多饮白开水可以稀释尿酸，加速排泄，使尿酸水平下降。汤中含有大量嘌呤成分，饮后不但不能稀释尿酸，反而导致尿酸增高。②多吃碱性食物，少吃酸性食物。所谓碱性食物多指蔬菜类，而酸性食物多指鸡鸭肉等蛋白质类食品。痛风患者本身有嘌呤代谢紊乱，尿酸异常，如果过多吃酸性食品，会加重病情，不利于康复。而多吃碱性食物，能帮助补充钾、钠、氯离子，维持酸碱平衡，有利于尿酸排泄。③多吃蔬菜，少吃饭。多吃绿叶菜，有利于减少嘌呤摄入量，增加维生素C和纤维素摄入。少吃饭有利于控制热量摄入，限制体重、减肥降脂。

控制饮食做起来既简单易行，又没有任何副作用，如果痛风患者在饮食上做到三多三少，可以大大减少痛风急性发作的概率，保护关节和肾脏，延年益寿。但很多患者抱怨无肉无油的苦行僧饮食，没有生活乐趣。确实长期控制饮食，很多人难以做到，所以痛风患者的饮食应做到因人而异，限制与调配结合。但必须牢记控制饮食，是治疗痛风的基本措施，也可以说是根本性措施。

痛风患者应多喝开水，一般建议每天最少要喝上2000ml的水，可以帮助排出体内过量的尿酸。碱性饮料是痛风患者较为理想的饮料，有助于碱化尿液。尿液pH6.5以上时，尿酸可变为可溶性尿酸盐，溶解度增加，有助于尿酸排泄。我国有许多人平时喜欢饮茶，痛风患者可以适当饮淡茶水。国外研究表明过多摄入软饮料也可增加痛风发作的风险，所以对于市场上形形色色的饮料，痛风患者不可过多饮用。但对于那些已合并严重心功能不全、严重肾功能不全的痛风患者，则不宜过多饮水，以免加重心、肺、肾脏负担。

科学研究表明疲劳过度、饮食不调、饮酒过量、受凉感冒、关节外伤、过度运动、精神紧张等是诱发痛风发作的主要原因，所以要尽量避免这些诱因。具体的方法包括：避免风寒和受凉感冒、关节外伤、走路过多等可能的发病诱因；注意鞋袜宽松，避免过紧鞋袜影响足部血液循环；注意休息，避免过度疲劳；避免使用妨碍尿酸排泄的药物，如噻嗪类利尿剂、呋塞米、水杨酸类、酵母类等；注意调节精神状态，避免精神刺激、情绪紧张。总之，保持规律生活，进行适当的体育活动，不穿过紧的鞋子，保护关节。同时定期的健康检查也非常必要。

痛风急性发作时怎么办？

正当不惑之年的王经理刚结束谈判桌上的讨价还价，就进入海鲜酒楼宴请各位同事，酒足饭饱之后，驾车回家。正在昏昏欲睡的时候，突然脚趾关节剧烈疼痛起来了，像被刀割般的痛，脚趾关节处红肿热痛，摸上去灼热感明显，无法行走，痛得真想把脚剁掉。慌忙到医院挂急诊，医生告诉他，原来是遭遇了“痛风”。痛风性关节炎的发作常常是急性和突然的，痛风急性发作时该怎么办呢？当然是及时治疗，此时治疗的目的主要是控制症状。

具体来说，首先，急性发作时应卧床休息，将患肢抬高以减轻疼痛。其次，急性发作时避免服用别嘌醇或立加利仙等药，以免加重症状。其三，避免局部贴敷膏药，但可以外抹止痛乳胶剂或霜剂。其四，病情好转后方可逐渐进行体育活动和肢体功能锻炼。急性发作时的药物治疗主要目的是尽快控制症状，避免对关节的功能损伤。秋水仙碱、非甾体解热镇痛类药物、肾上腺糖皮质激素等是目前治疗痛风急性发作的常用药物。

秋水仙碱为治疗痛风急性发作的首选药，但副作用也是最大的。对慢性痛风效果不佳甚至无效。秋水仙碱对痛风有选择性消炎作用，可干扰尿酸盐微晶体炎症反应。通过抑制单核细胞炎性因子释放，能使90%以上患者的疼痛和炎症在12小时内开始消退，24~48小时内消失，但局部肿胀可持续数日或更久。此药不能降低血尿酸，亦不增加尿酸排泄。口服用药，首剂0.5~1.0mg，其后0.5mg/小时或1mg/2小时，直到疼痛缓解或出现严重胃肠反应不能耐受时，改为维持量0.5mg，1~3次/天。最大耐受量不宜超过6mg~8mg/天。一般没有长期使用的必要。此药应用最佳时机是在急性发作的早期，治疗无效常与延误治疗时机有关。静脉给药，具有效果快和胃肠反应较少的优点，特别适用于有溃疡病或手术恢复期的急性发作者。但国内目前无静脉制剂，故很少使用。常见副作用包括胃肠反应，骨髓抑制，致畸胎作用等。

第二类药物为非甾体类抗炎药，包括吲哚美辛、布洛芬、吡罗昔康、保泰松等。口服或外用可以减轻疼痛症状。也有胃肠道反应、肾脏损害等副作用。

第三类药物为糖皮质激素，能迅速缓解急性发作，但易反复。在秋水仙碱和非甾体类固醇抗炎药无效的重症急性关节炎发作时可以使用，但由于副作用多，故不可长期使用。

急性期治疗应注意以下几点。首先，尽早给药，在急性发作征兆刚出现时即予痛风炎症干扰药，往往小剂量就可以控制急性发作。门诊患者常予布洛芬、吲哚美辛、奈普酮等，住院患者则首选秋水仙碱作正规治疗。其次，控制急性发作的治疗应至炎症完全消退，过早停药或恢复体力活动常导致复发。另外，尿酸排泄药和尿酸生成抑制药均会延长急性发作过程。本期不宜单独应用降低尿酸药。同时也要禁用影响血清尿酸排泄的药物，如青霉素、噻嗪类利尿剂、维生素B_1、维生素B_2、乙胺丁醇、吡嗪酰胺、左旋多巴等。还要妥善处理诱发因素：如急性感染、外科手术、急性失血以及精神紧张等。同时不应忽视休息、饮食原则。

痛风发作间歇期要治疗吗？

老王单位体检报告提示高尿酸血症，建议内分泌专科就诊。老王告诉医生，自己有2年多的痛风病史，最近痛风较少发作，还需要治疗吗？医生告诉他，目前是痛风发作的间歇期，同样需要治疗。从第一次痛风发作，到下一次发作，为痛风发作间歇期。此间歇期可全无症状和体征，间歇长短不一，可持续数周以至数年。间歇期治疗目的在于预防急性发作。保持血清尿酸于正常范围，定期复查血尿酸，使其保持在400μmol/L以下。这样可以防止过高的血尿酸导致尿酸盐在组织中沉积，从而保护肾脏功能，预防痛风性关节炎的急性发作。

那么如何保持血尿酸的正常水平呢？首先，本期同样需要控制饮食，严格遵守饮食治疗原则，使肥胖者逐渐达到合理体重，也要积极治疗高血压、高脂血症、糖尿病等合并症。其次，促进尿酸排泄和抑制尿酸生成的药物是常用的治疗手段。抑制尿酸合成药物目前主要是别嘌醇、非布司他。常用的排尿酸药物包括苯溴马隆（立加利仙）、丙磺舒、磺吡酮等。尿酸促排药的最大优点是不影响嘌呤代谢，所以对年龄超过60岁的老年患者，肾功能正常，尿液中尿酸排泄减少，没有尿路结石患者可以考虑优先采用。在使用促尿酸排泄药物的同时强调多饮水，保障尿量充足，同时可以服用小苏打以碱化尿液利于尿酸排泄。其三，同时应该避免各种诱发因素，如过度疲劳、饮食不调、饮酒过量、受凉感冒、关节外伤、过度运动、精神紧张等。

痛风的慢性期要用药吗？

到了慢性痛风关节炎期，血清尿酸含量持续升高，有20%~30%患者身体表面出现结石，医学术语叫痛风结节。由于关节损害或轻或重地持续存在，而且往往伴有骨质破坏，同时痛风石多发生在四肢关节及附近，可以导致患者关节功能严重下降、致残，甚至失去自理能力。有时候痛风石破溃引起局部溃疡，不易愈合，甚至需接受截除手术。更为危险的是发生肾结石的风险随血清中尿酸浓度增高而增加，常会引起肾脏病变，肾功能衰竭后需接受血液透析治疗，这也是引起痛风患者死亡的主要死因之一。所以慢性痛风关节炎期的治疗包括预防急性发作，保持血清尿酸于正常范围，防止尿酸盐在组织中沉积，保护肾脏功能，避免各种诱发因素，同时针对关节和肾病并发症作相应处理等各种综合措施。

首先，慢性期的一般治疗和间歇期类似，同样需要控制饮食，严格遵守饮食治疗原则，使肥胖者逐渐达到合理体重，也要积极治疗高血压、高脂血症、糖尿病等合并症。其次，为维持正常血清尿酸，则需用促进尿酸排泄药和抑制尿酸生成药。抑制尿酸合成药物目前主要是别嘌醇、非布司他。常用的排尿酸药物包括立加利仙、丙磺舒、磺吡酮等。促进尿酸排泄的药物最大优点是不影响嘌呤代谢，所以对年龄超过60岁的老年患者，肾功能正常，尿液中尿酸排泄减少，没有尿路结石患者可以考虑优先采用。对于中等程度以上的肾功能障碍，24小时尿尿酸明显升高的患者应该用别嘌醇、非布司他。血尿酸水平明显升高及尿酸盐大量沉积的患者，可合用以上两种药物，以防止渐进性痛风性并发症。在使用促尿酸排泄药物的同时强调多饮水，保障尿量充足，同时可以服用小苏打碱化尿液以利于尿酸排泄。其三，应该避免各种诱发因素，如疲劳过度、饮食不调、饮酒过量、受凉感冒、关节外伤、过度运动、精神紧张等。

痛风性关节炎慢性期进行一些物理治疗，可以减轻慢性症状，改善关节功能，提高生活质量。在一般情况下，透热疗法、离子透入疗法、红外线照射、矿泉浴、泥疗等多种理疗方法以及推拿等均可应用。当痛风石影响关节功能或压迫神经时，或伴有瘘管引流的皮肤溃疡、要除去巨大的尿酸沉积物时，或在负重关节疼痛需要固定等情况下，则需手术处理。

对于慢性期的肾脏损害和结石治疗原则是保护肾脏功能，避免肾脏损害药物的使用，维持正常的血尿酸水平，避免各种发作诱因。

应该把血尿酸降到什么水平？

老王的单位体检结果出来了，体检报告上写痛风，建议降低血尿酸治疗。老王自我感觉挺好，最近痛风也较少发作，于是拿着体检报告找医生，医生告诉他血尿酸这一项目远远超过了正常指标范围，确实需要治疗了。老王自我反省：最近控制饮食，戒烟戒酒，怎么尿酸还高呀，到底应该把血尿酸降到什么水平？

据统计，血尿酸值在我国正常男性为：178~416μmol/L，正常女性为：148~356μmol/L。一般认为，男性血尿酸值超过420mmol/L以上，女性超过357mmol/L以上时，称为高尿酸血症。当血尿酸浓度过高时，机体血尿酸值长期处于超饱和状态，血液中的尿酸就很容易在机体内沉淀，以钠盐的形式沉积在关节、软组织、软骨和肾脏中，引起组织的异物炎症反应，就成了引起痛风的祸根。未经治疗的痛风患者血尿酸多数升高，大多数情况下，血尿酸水平越高越容易引起痛风性关节炎的发作，发热、周身疼痛等全身症状也较明显，病情也越重。个别人的血尿酸水平特别高，还可引起急性肾功能衰竭，甚至造成死亡。一般情况下，血尿酸浓度正常，就不会发病，因此，降低血清尿酸盐水平可预防痛风发作。根据美国《风湿病学杂志》报道，维持血清尿酸水平在350μmol/L以下可预防痛风的进一步发作，并可消除大多数慢性痛风性关节炎患者膝关节中的尿酸盐结晶。我国则建议，对有痛风性关节炎发作，尤其是年龄小于40岁者应该立即开始治疗，并将血尿酸控制在360mmol/L以下。如果没有关节炎发作，但有尿酸性肾结石、高血压、糖耐量异常或者糖尿病、血症紊乱、肥胖冠心病，且尿酸大于480mmol/L时也需要启动治疗，并将血尿酸控制在360mmol/L以下。对于出现痛风石、慢性痛风性关节炎或者关节炎频繁发者，治疗后需要将血尿酸控制在300mmol/L以下。对于无关节炎发作、无高血压、糖尿病等问题者，当血尿酸大于540mmol/L时，同样要启动治疗。对于接受治疗者不宜将血尿酸降至180mmol/L以下。简单来说，尽可能地将血尿酸水平控制在正常范围的中间值是痛风患者的治疗目标。

什么是秋水仙碱，治疗痛风有什么利弊？

老王痛风又犯了，俗语道久病成医，很多医学杂志和病友介绍痛风急性发作可以服用秋水仙碱。他叫老伴去药店买盒秋水仙碱打算自己试一试。老伴拿到药物说明书一看，这还了得，这么多副作用，又是骨髓抑制，又是胃肠道反应，咱可不能乱吃药，还是去医院治疗吧。于是找到医生开了处方，也有秋水仙碱。老伴不明白了，大夫呀，秋水仙碱是什么药呀，这么多副作用，还得吃？好在患者不算多，这位医师给他们解释了一番。

秋水仙碱是从秋水仙球茎里提取出来的一种生物碱。通过抑制单核细胞炎性因子释放，可干扰吞噬尿酸盐微晶体的中性粒细胞炎症反应，终止急性发作。目前秋水仙碱被认为是治疗痛风急性发作的首选药，通常口服用药，对痛风有选择性消炎作用，能使90%以上患者的疼痛和炎症在12小时内开始消退，24~48小时内消失。所以，可以在患者痛风发作急性期迅速缓解症状，减轻患者痛苦。此药应用最佳时机是在痛风急性发作的早期，如果延误治疗时间往往治疗无效。但该药并不能降低血尿酸，亦不增加尿酸排泄，故不能长期服用。

那么，秋水仙碱有什么弊端，也就是不良反应呢？胃肠反应是最常见的副作用。一些患者在服用秋水仙碱后可出现腹部不适、腹痛、恶心、呕吐、食欲不振、腹泻等症状，腹泻常于症状缓解时出现。严重者可发生出血性胃肠炎。其次是骨髓毒性反应，主要是对骨髓的造血功能有抑制作用，少数病例用药后可引起白细胞减少、再生障碍性贫血、脱发和肌病。故服药必须观察血象，骨髓功能低下者忌用。少数患者服药后会出现肾脏损害，可出现蛋白尿，一般不会引起肾功能衰竭。也有少数患者会出现肝脏损害，可引起肝功能异常，严重者可发生黄疸。本药可引起生育缺陷，妊娠前3个月需禁用。另外它可增强镇静、安眠、止痛和麻醉药的作用，亦可增强安非他明、肾上腺素和麻黄素的作用。它可以降低抗凝剂及抗高血压药的作用，故联合用药时需注意药物的相互作用，酌情调节用量。其他副作用还包括脱发、皮肤过敏、精神抑郁等。鉴于秋水仙碱有如此多的副作用，切记一定要在医师的指导下用药，严密观察，一旦出现不良反应及早停药，并对症处理，以免酿成大祸。

什么叫非甾体类抗炎药？

我们出现感冒、发热时，医生往往会开一些解热镇痛药，用于退热、控制感冒症状，有时患者会自己去药店买这样一些非处方药物。这些药物也被称为非甾体类抗炎药。非甾体类抗炎药的名称主要是与激素相对而言的，这一类药物化学结构中缺乏激素所具有的甾环，故而得名。非甾体类抗炎药具有解热、镇痛作用，而且大多数还具有抗炎、抗风湿的作用，也是一类主要的非处方药物。这类药物可抑制前列腺素的合成及释放，从而发挥解热、镇痛作用，治疗大多数急性痛风都有效，而且此类药物的副作用要比秋水仙碱小，即使在发作后数日给药亦有效。开始时均应使用全治疗量，至临床症状明显改善，然后减量至完全停药。可根据患者情况和药物毒副作用来决定药物的选择和取舍。

此类药物种类很多，目前最常用的有乙酰水杨酸（即阿司匹林）、吲哚美辛、布洛芬、芬必得、扶他林、舒林酸、莫比可和西乐葆等。尽管这一类药都是通过减少体内前列腺素的合成起作用，但各种药物之间还存在一些细微的差别，具体用什么，怎么用，多少剂量，多长时间，还需要医生根据患者的具体情况进行指导。主要副作用包括胃肠反应和肾脏损伤，严重者可以引起溃疡病或消化道出血，头痛、眩晕，偶见引起皮疹、哮喘、白细胞减少等。患者在应用非甾体类抗炎药过程中的一个常见的现象是，不少患者因害怕药物的副作用而不能连续服药，往往“三天打鱼，两天晒网”，只在症状严重，疼痛不能忍受时才用药，因而影响疗效。该类药物中疗效较好的是吲哚美辛，其次是布洛芬。莫比可、西乐葆等新药的胃肠副作用较小。阿司匹林可抑制肾脏排泄尿酸，因此不宜多用。上述解热镇痛药对痛风性关节炎急性发作有一些效果，但不能作为主药，可作为辅助药物使用。

常用的非甾体类抗炎药有哪些？

老王痛风又犯了，脚趾头痛得没法穿鞋走路。老伴急了，赶紧到药店买点止痛药。到了药店告诉工作人员要开点止痛药，药师告诉她可以去买非处方的解热镇痛药，于是推荐了五六种药物，可是到底哪种效果好、副作用小呢？

非甾体类抗炎药种类很多，较早期的药物有乙酰水杨酸（阿司匹林）、吲哚美辛（消炎痛）、布洛芬、芬必得等，这类药物的胃肠道副作用较大。近期新开发的药物有双氯芬酸（扶他林）、舒林酸（奇诺力）、美洛昔康（莫比可）、罗非昔布（万洛）、塞来昔布（西乐葆）等，这些药物胃肠道不良反应相对减少。其中吲哚美辛和双氯芬酸可制成凝（乳）胶剂、乳膏剂、软膏、搽剂等外用制剂，用于减轻肌肉疼痛。尽管这一类药都是通过减少体内前列腺素的合成起作用，但各种药物之间还存在一些细微的差别，具体用什么，怎么用，多少剂量，多长时间，还需要医生根据患者的具体情况进行指导。

有关药物的剂量这里简单提一下。吲哚美辛每次25mg，2~3次/日。餐中服可减少胃肠道副作用。目前还有栓剂，经直肠黏膜吸收可以减少胃肠道不良反应。舒林酸每次150~200mg，2次/日。双氯芬酸每次25mg，3次/日，目前有外用乳膏剂。莫比可每次7.5mg，1次/日。但具体剂量因人而异，老人和本身合并其他疾病的患者尤其注意，遵循个体化原则，在医师指导下用药相对安全。

此类药物的副作用比秋水仙碱小，用于治疗大多数急性痛风都有效，即使在发作开始后数日给药亦有效。开始时均应该用全治疗量，至临床症状明显改善，然后减量至完全停药。以上药物一次选择一种，不应同时服用两种或多种，否则疗效不增加而不良反应增加。通常服用1~2天即有效，症状消失即停用，多数患者的疗程不超过两周。

非甾体类抗炎药有什么不良反应？

最常见的副作用是胃肠反应和肾脏损害，其他还包括头痛、眩晕、偶见引起皮疹、哮喘、白细胞减少等。早期应用较多的非甾体类抗炎药，如乙酰水杨酸（即阿司匹林）、保泰松等往往有严重的胃肠道反应，主要表现为上腹部不适、消化不良、反酸、胃灼热、恶心、呕吐，甚至溃疡病、消化道出血、穿孔等急症。有时在毫无先兆的情况下发生不可控制的大出血乃至危及生命。目前使用的非甾体类抗炎药虽比较安全，仍不能完全排除这些情况的发生。因此应尽可能选择肠溶制剂、缓释制剂、控释制剂，以减少直接和间接的胃肠刺激。以前有胃溃疡、十二指肠溃疡及胃炎病史，而且近期有胃部症状的患者最好不用非甾体类抗炎药。如果一定要用，应事先向医师说明情况，在医师指导下小心使用。如出现黑便和呕血等情况，应马上停药并及时就医，以防病情加重。其他患者在应用时要尽量在饭后服用，以减轻对胃肠黏膜的刺激。如对一种非甾体类抗炎药感到不适，可在医师的建议下换用其他同类药物。同时使用两种或两种以上的非甾体类药，非但不能增强疗效，反而可加重副作用，为减轻消化道反应，可使用肠溶片或保护胃黏膜的药物，如硫糖铝、制酸药等，并应戒烟，戒酒、咖啡等刺激性饮料。

非甾体类抗炎药抑制环氧化酶，这对肾功能正常的患者一般不十分重要，但在肾功能不全或心力衰竭患者，用这类药治疗可能会加重高血压、尿潴留和氮质血症。一般来说，短期内应用治疗剂量的非甾体类抗炎药是不会引起肾脏病变的，但如果长期大剂量使用则可导致慢性间质性肾炎，甚至慢性肾功能不全。

还需要患者特别注意的是，饮酒者口服非甾体类抗炎药，会产生较严重的不良反应。美国FDA已明确要求，在含有解热、镇痛药活性成分的非处方药品的标签和使用说明书中，要提出有关饮酒方面的注意事项。

现在非甾体类抗炎药的包装盒内都会有张说明书，上面常常会详细地罗列药物的各种不良反应或者副作用。一个常见的现象是，不少患者会非常仔细地去研究这张说明书，因害怕药物的不良反应而不敢服药，或者盯着医生问为什么要用这种有副作用的药，或者要求医生开没有副作用的药。当然，患者对药物有疑问、担心副作用是可以理解的，但不应该过度关注甚至恐惧它。俗话说“是药三分毒”，要想找到完全没有副作用的药物是很困难的。事实上，药物说明书更多的是起到一种警示作用。例如，某药物被1000个人使用后，其中如果有1到2个人出现了某种不良反应，那么这种不良反应就会出现在说明书中。如果因此而拒绝用药，导致病情加重，就有点得不偿失了。应该指出的是：与10年或者20年前的药物相比，目前在临床上使用的绝大部分非甾体类抗炎药还是比较安全的，只要遵照医嘱用药，细心观察，就可获得较好的疗效，而且可避免副作用。

非甾体类抗炎药可以用来治疗痛风吗？

日常生活中遇到感冒、发热时，有些患者自己会去药店买一些解热镇痛类非处方药物来退热止痛。非甾体类抗炎药就属于解热镇痛类药物。那么非甾类抗炎药可以治疗痛风吗？科学研究发现该类药物主要的作用为缓解炎症时的红、肿、热、痛等症状，改善肌肉、骨骼、关节的功能，可有效防止水肿、细胞渗出、疼痛。非甾体类抗炎药用于治疗大多数急性痛风都有效，此类药物的副作用要比秋水仙碱小，有时即使在发作开始后数日再给药也有效果。开始时使用足够的治疗剂量，到临床症状明显改善后，可逐渐减量，直至完全停药。通常在用药后的1~2天即显出效果，在症状消失后停用，多数患者的疗程不超过两周。

当然，非甾体类抗炎药在发挥抗炎作用的同时，又可引起不同程度的副作用，主要包括胃肠反应和肾脏损害。可根据患者情况和药物毒副作用来决定药物的选择和取舍。绝大部分非甾体类抗炎药都是比较安全的，只要遵医嘱用药，均可获较好疗效。用药期间应监测血常规、肝肾功能、是否有消化道症状和消化道出血等情况，一旦出现不良反应，则立即停药。

什么是糖皮质激素？

糖皮质激素是由肾上腺皮质分泌的一类甾体激素（或者称为类固醇激素），是维持生命所必需的成分。它的生理学作用极其广泛，具有调节糖、脂肪和蛋白质的生物合成和代谢作用，对水、电解质代谢及多种组织器官的功能有重要影响，还具有抗炎作用。称其为“糖皮质激素”是因为其调节糖类代谢的活性最早为人们所认识。

糖皮质激素小剂量使用时，主要产生生理作用，对糖代谢的作用主要是促进肝糖原的异生，增加糖原的贮存，同时又抑制外周组织对糖的利用，因此使血糖升高。对蛋白质代谢主要是促进蛋白质分解。糖皮质激素分泌过多时，常引起生长停滞，使肌肉、皮肤、骨骼等组织中蛋白质减少。对脂肪代谢主要是促进四肢部位脂肪分解，产生脂肪向心性分布。对水盐代谢的影响主要是保钠排钾。

超生理量的糖皮质激素具有抑制免疫应答、抗炎、抗毒、抗休克等多种药理作用，临床应用非常广泛。糖皮质激素对各种炎症均有效。在炎症初期，抑制毛细血管扩张，减轻渗出和水肿，抑制白细胞的浸润和吞噬而减轻炎症症状。在炎症后期，抑制毛细血管和成纤维细胞的增生，延缓肉芽组织的生成，从而减轻瘢痕和粘连等炎症后遗症。小剂量糖皮质激素主要抑制细胞免疫，大剂量时抑制浆细胞和抗体生成而抑制体液免疫。其他作用包括刺激骨髓造血功能，使红细胞、血红蛋白、血小板增多，还使中性白细胞数量增多，但却抑制其功能；使单核、嗜酸性和嗜碱性细胞减少；兴奋中枢神经系统；促进胃酸和胃蛋白酶的分泌，抑制黏液的分泌，可诱发或加重溃疡病。

糖皮质激素类药物有哪些类型？

人们以体内天然的糖皮质激素的结构为基础，根据不同的用药目的，对其分子结构进行了相应的改造，从而产生了一些作用效果不完全一致的药物，这些药物被统称为糖皮质激素类药物。根据糖皮质激素类药物的血浆半衰期的长短，可分短效、中效、长效三类。所谓血浆半衰期是指某个药物进入血液循环后，它在血浆中从最高浓度下降到一半浓度时所需要的时间。血浆半衰期的长短反映了药物在体内的排泄、生物转化及储存的速度。短效激素包括：氢化可的松、可的松。中效激素包括：泼尼松、泼尼松龙、甲基泼尼松龙、二丙酸氯地米松。长效激素包括：地塞米松、倍他米松等药物。氢化可的松和泼尼松龙无须肝脏转化，直接发挥生理效应。泼尼松和可的松需在肝脏还原，生成有生物活性的中间产物后起作用。故肝功能不全或局部用药时，应使用氢化可的松和泼尼松龙。甲强龙和强的松相似，要在肝脏内还原为活性型，但泼尼松在转变中约损失20%。糖皮质激素制剂类型也很多，除了常用的片剂、注射剂以外，还有药膏、眼药水、雾化剂等。例如，专门用在皮肤等处，供外用的氟轻松霜剂，用于气雾吸入治疗支气管哮喘的二丙酸氯地米松等。

痛风需要用糖皮质激素治疗吗？

老王痛风发作多次了，这次又是酒宴后半夜痛醒，脚趾头红肿热痛，久病成医，明白痛风又犯了。吃了秋水仙碱和莫比可，但疼痛依然未缓解，只好去医院看急诊。医师一问情况，开了处方，让老王用糖皮质激素。

糖皮质激素类药物多在严重急性痛风发作、伴有较重全身症状，秋水仙碱或非甾体类抗炎药无效，或不能耐受或有禁忌时采用。糖皮质激素可抑制非感染性炎症反应，抑制炎症细胞向炎症部位移动，从而缓解急性期症状。糖皮质激素是一类应用广泛、治疗效果显著的药物。但同时，由于药理作用复杂，如若应用不当，也会带来各种不良反应。因此，用糖皮质激素治疗痛风一定要严格掌握适应证，不可盲目使用，更不可长期使用，在专科医生指导下用药才能安全有效。

用糖皮质激素治疗痛风时有什么不良反应？

很多人谈激素色变，那么糖皮质激素治疗痛风时有什么副作用呢？了解激素副作用有助于我们科学对待该类药物，既不会谈虎色变，也不会盲目治疗。

糖皮质激素在应用生理剂量进行替代治疗时，通常无明显的不良反应。不良反应多发生在应用药理剂量时，而且与疗程、剂量、用药种类、用法及给药途径等有密切关系。静脉迅速给予大剂量激素可能发生全身性的过敏反应，包括面部、鼻黏膜、眼睑肿胀，荨麻疹，气短，胸闷，喘鸣。长期大量糖皮质激素应用引起的不良反应包括：①类库欣综合征，即类肾上腺皮质功能亢进综合征，表现为脸很圆很胖，躯干、腹部很胖，呈现满月脸、水牛背的表现，可伴有高血压、多毛、糖尿病、皮肤变薄等。人们常常说用了激素发胖，就是指的这种情况；②诱发或加重感染，例如使处于静止期的结核病转变为活动性结核；③诱发或加重消化溃疡病，引起消化道出血等；④诱发高血压和动脉硬化；⑤骨质疏松、肌肉萎缩、伤口愈合延缓；⑥诱发精神病和癫痫。所以如果合并骨折、重度高血压、活动性溃疡病、糖尿病、创伤、妊娠等疾病，则应禁用糖皮质激素。

糖皮质激素长期使用后可引起下丘脑–垂体–肾上腺轴的功能受到抑制，导致肾上腺皮质萎缩或功能不全，可表现为乏力、软弱、食欲减退、恶心、呕吐、血压偏低等。停药后原来已被控制的症状会重新出现，医学上称反跳现象。为了避免反跳现象，在长程激素治疗后应缓慢地逐渐减量，并由原来的一日服用数次，改为每日上午服药一次，或隔日上午服药一次。

什么是抑制尿酸合成的药物？

在人体内有一种叫嘌呤的物质，它经过一系列代谢变化，最终形成的产物就是尿酸。人体中的嘌呤必须通过氧化酶催化才能形成尿酸。通过抑制氧化酶可以减少或抑制尿酸合成。本类药物的代表是别嘌醇、非布司他，通过抑制黄嘌呤氧化酶，阻止嘌呤氧化过程，可减少尿酸生成，降低血及尿中尿酸浓度。抑制尿酸合成的药物适用于尿酸生成过多，血尿酸水平显著升高，或采用低嘌呤饮食治疗后，24小时尿酸排泄量仍高的患者。同时也可用于对尿酸排泄药无效、过敏或不能耐受者。对于肾功能显著减退和有尿酸性肾病或尿酸性尿路结石的患者可以使用该类药物。临床上在淋巴细胞增生性或粒细胞增生性疾病化疗或放疗开始前，可以预防性使用抑制尿酸合成的药物。该类药物也适用于严重砂石性痛风伴有大量尿酸盐蓄积、高尿酸血症，或尿酸排泄不增多，亦无尿路结石者。抑制尿酸合成药物的副作用包括：过敏性皮疹、荨麻疹等，但严重的剥脱性皮炎相对少见；药物热、嗜酸性粒细胞增多等；骨髓抑制性白细胞减少、溶血性贫血；中毒性肝炎或一过性谷丙转氨酶升高；血管炎及眼损害；黄嘌呤结石等。

哪些药物可促进尿酸排泄?

在正常人体内中，每天都会有尿酸产生，同时也有等量尿酸排出体外，以保持动态平衡状态。一旦这种平衡遭到破坏，比如体内尿酸产生过多，或尿酸排泄受阻，就会使体内的尿酸增多，有过多尿酸盐堆积在血液中，沉积于组织内，导致痛风发作。排尿酸药物通过促进尿酸从肾脏排泄，以达到降低血尿酸的目的。本类药物具有三种作用：①抑制肾小管对尿酸的重吸收；②增加肾小管对尿酸的分泌；③增加肾小球对尿酸的滤过率。其中主要是抑制尿酸的重吸收，增加其排泄。排尿酸药物适用于高尿酸血症期及发作间歇期、慢性期血液中尿酸增高、肾功能尚好的患者。服用此类药物须白天使用，并喝充足水分，促进尿酸由肾脏排泄，以避免结石。肾功能不好、已有肾结石的患者要慎用。为了防止尿路尿酸结石的形成，服药过程中，应碱化尿液，保持尿量充沛。排尿酸药物包括羧苯磺胺（丙磺舒）、苯磺唑酮（磺吡酮）、苯溴马隆（立加利仙）等。

什么是别嘌醇？

别嘌醇是黄嘌呤氧化酶抑制剂，可以阻止嘌呤氧化过程，从而减少尿酸生成，降低血及尿中尿酸浓度，抑制痛风石和肾结石形成，并促进痛风石溶解。适用于尿酸生成过多，血尿酸水平显著升高或采用低嘌呤饮食治疗后，24小时尿酸排泄量仍高的患者。对尿酸排泄药无效、过敏或不能耐受的患者依然可以使用。肾功能显著减退和有尿酸性肾病或尿酸性尿路结石者，不可以使用排尿酸药物，但可以应用别嘌醇。淋巴细胞增生性或粒细胞增生性血液疾病化疗或放疗开始前，可能会出现继发高尿酸血症或继发痛风时，可以预防性使用别嘌醇。严重砂石性痛风伴有大量尿酸盐积蓄、高尿酸血症或尿酸排泄不增多，亦无尿路结石的患者也可以使用。别嘌醇的副作用主要有胃肠道不适、皮疹、肝炎、血管炎和白细胞减少。皮疹包括过敏性皮疹、荨麻疹，严重者发生剥脱性皮炎、全身症状（包括药物热、嗜酸性粒细胞增多）等。极个别患者可出现白细胞减少、溶血性贫血。消化道副作用包括中毒性肝炎或一过性谷丙转氨酶升高。其他可引起血管炎、眼损害、黄嘌呤结石。

别嘌醇具有阻碍黄嘌呤氧化酶作用，与其他一些药物之间存在相互影响，可使6-硫基嘌呤、硫唑嘌呤和茶碱类药物在血中的浓度升高；另外，别嘌醇可抑制法华令、环孢素等类药物在肝脏代谢，使其作用增强，因此别嘌醇不能与上述药物同时使用。

别嘌醇在治疗痛风时的地位如何？

别嘌醇属于抑制尿酸合成药物，通过抑制黄嘌呤氧化酶，阻止嘌呤氧化过程，从而减少尿酸生成，降低血及尿中尿酸浓度，可以减少痛风发作。该药适用于尿酸生成过多者，或适用于不能使用促进尿酸排泄药者，如反复出现尿酸结石或有肾功能障碍的患者。别嘌醇可迅速降低血尿酸值，副作用较小，对肾功能几乎没影响。但发作时服用会加重病情。每天用别嘌醇200~600mg（分次用）可抑制尿酸合成，同样也能控制血清尿酸盐浓度。与促进尿酸排泄药合用时，最初剂量宜小，逐渐加量直至尿酸水平接近260μmol/L。

别嘌醇是一个已经在临床上使用了多年的药物，具有疗效确切，价格低廉，副作用相对较少的优点。因此，它依然是目前临床上用来治疗痛风，尤其是维持治疗的主要药物。

什么是非布司他？

非布司他是一种新型选择性黄嘌呤氧化酶抑制剂，通过阻止嘌呤氧化过程，从而减少尿酸生成，降低血及尿中尿酸浓度，以减少痛风发作。2009年2月，非布司他经美国食品和药物管理局（FDA）批准上市，用于成人痛风的治疗。2013年，非布司他在中国上市应用。主要用于具有痛风症状的高尿酸血症患者的治疗。该药适用于尿酸生成过多者，或适用于不能使用促进尿酸排泄药者，如反复出现尿酸结石或有肾功能障碍的患者。用药后可迅速降低血尿酸值，副作用较小，对肾功能几乎没影响，轻或中度肾功能损伤患者服用本品时不必调整剂量。起始剂量为20~40mg，每日1次。在采用40mg剂量，持续治疗两周后，血清尿酸水平仍高于357μmol/L的患者，可考虑将剂量增加到80mg。由于变化的血清尿酸水平会导致沉积在组织中尿酸盐的活动，因此开始给药后可能部分患者会导致痛风发作。推荐同时给予非甾体抗炎药或秋水仙碱，以预防痛风发作，如果在非布司他治疗期间有痛风发作，可不停药，同时增加相应治疗。正在服用硫唑嘌呤、巯嘌呤或茶碱的患者禁用本品。因为非布司他主要通过肝脏代谢，因此轻中度肝损伤患者可以使用，重度肝损伤患者不建议使用。若用药过程中出现肝损伤症状（包括疲乏、厌食、右上腹不适、尿色加深或黄疸），应立即监测肝功能，若谷丙转氨酶（ALT）超过正常值上限的3倍，应暂停用药并查明原因。大家需注意在医生的指导下正确用药。

非布司他在治疗痛风时的地位如何？

非布司他是黄嘌呤氧化酶抑制剂，通过抑制尿酸生成，从而降低血及尿中尿酸浓度。非布司他适用于有痛风病史，或者在持续高尿酸血症中发作痛风的患者长期使用。也推荐在痛风发作急性期配合抗炎的药物同时联合使用降尿酸。不过，我国的说明书和指南共识都不推荐它用于无临床症状的高尿酸血症患者。美国食品和药物管理局仅推荐它用于别嘌醇治疗无效或使用别嘌醇发生严重不良反应的患者。为预防治疗初期的痛风发作，建议从小剂量开始逐渐加量，并在医生指导下使用秋水仙碱以及非甾体抗炎药（例如布洛芬等）有痛风急性发作的患者，而且在使用非布司他前，需先控制痛风症状。若在非布司他治疗期间痛风发作，通常无须中止非布司他的治疗。应根据发作的具体情况，对痛风进行相应治疗。需要提醒大家的是，非布司他可以控制痛风但不能治愈痛风。痛风患者降尿酸治疗是一个长期的过程，血尿酸降至达标后不能随意停药，需根据尿酸水平遵医嘱减量或停药。

非布司他的副作用较小，主要有肝功能异常、皮疹、胃肠道反应和心血管风险等。有轻度或中度肾功能损害的患者使用剂量和疗效不受影响。与别嘌醇相比，无皮肤严重不良反应发生。在2017年11月15日，美国食品和药物管理局发布了一则关于非布司他的心血管事件通报，引起了大家的关注。因此在使用非布司他时应关注心血管事件风险。对于有心脏病或中风病史的患者，用药前需要仔细权衡风险和获益。患者若有心脏病或中风病史，应告诉医务人员。

什么是苯溴马隆，治疗作用如何？

苯溴马隆，商品名为立加利仙。它是促进尿酸排泄的药物，作用机制主要是通过抑制肾小管对尿酸钠盐的重吸收，促进尿酸从尿液中排泄，增加肠道中尿酸盐的排出，降低血尿酸浓度，不干扰嘌呤核苷酸代谢。口服易吸收，作用可持续48小时。适用于原发性高尿酸血症、痛风及痛风性关节炎的慢性期。少数患者服用后可出现胃肠道反应、顽固性腹泻。该药不适用于中、重度肾功能损害的患者。主要副作用包括胃肠功能紊乱、肾绞痛、痛风急性发作、皮疹等。偶见骨髓抑制，使用过程中应定期查血常规。当患者的肾小球滤过率低于每分钟20ml时，应用无效。为防止在治疗中发生急性痛风和并发肾尿酸结石，开始治疗时，可合用碳酸氢钠，以碱化尿液，帮助尿酸结晶溶解。每天饮水量须保持2~3L。中度或重度肾功能损害者禁用。孕妇慎用。

对于肾结石和高度肾功能障碍患者，苯溴马隆应禁用。原因是该药可增加尿酸排泄量而加重肾脏负担，加重症状。同时患有血液系统疾病的患者也禁用，否则可使症状加重。另外，苯溴马隆可引起严重的肝功能障碍，因此，肝功能障碍患者禁用。

如何用苯溴马隆治疗痛风？

苯溴马隆是治疗原发性高尿酸血症、痛风性关节炎间歇期及痛风结节的常见处方药物。那么哪些患者适合使用？哪些患者不适合用药？这药又是如何服用呢？回答这些问题之前，我们先了解一下苯溴马隆的作用机制。苯溴马隆降低尿酸的作用机制包括抑制肾小管对尿酸的重吸收，增加肾小管对尿酸的分泌，增加肾小球对尿酸的滤过率。其中主要是抑制尿酸的重吸收，增加其排泄。主要用于慢性痛风、原发性和继发性高尿酸血症的治疗。口服易吸收，作用可持续48小时，因此可以每日给药1次。对于不宜应用丙磺舒和别嘌醇或具有广泛痛风结节者尤为适用。总体来说，它的不良反应轻微，主要副作用有胃肠功能紊乱、肾绞痛、痛风急性发作、皮疹等。偶见骨髓抑制，使用过程中应定期查血常规。由于苯溴马隆的作用机制是促进尿酸的排泄，用药后尿中的尿酸会进一步增加，为防止在治疗中可能并发肾尿酸结石，应该保证每天有较大的饮水量，同时合用碳酸氢钠，以碱化尿液，帮助尿酸结晶溶解。如果患者已经有明确的肾结石、中重度肾功能受损，苯溴马隆不适合使用。

应该说在治疗痛风的各种药物中，苯溴马隆是近年发展起来的，相对较新的一种药物。在临床上，它主要应用于痛风间歇期和慢性期的治疗。

丙磺舒应如何使用？

丙磺舒在临床上治疗痛风已经有较长的历史，其价格低廉，效果确切，目前仍在运用。它属于促进尿酸排泄的药物，作用机制主要是通过抑制肾小管对尿酸钠盐的重吸收，促进尿酸从尿液中排泄。丙磺舒胃肠吸收完全，血清半衰期6~12小时，24小时内70%从循环中消失。但其代谢物仍有排尿酸作用，故其最大治疗作用可发生于服药后数日。一般初次服用0.25g，每日2次，其后每周增加0.5g直至血清尿酸降至正常水平。通常的剂量为0.5g，每日3次，最大剂量每日不得超过3g。本药竞争性抑制肾小管对有机酸的转运，抑制肾小管对尿酸的再吸收，增加尿酸排泄，可用于治疗慢性痛风。因无镇痛及消炎作用，故不适用于急性痛风。与丙磺舒相互影响的药物种类较多，如丙磺舒不宜与水杨酸类药、阿司匹林、氢氯噻嗪、吲哚美辛以及口服降糖药等同服，可使治疗痛风性关节炎的水杨酸制剂和吲哚美辛等排泄作用受抑制，从而使其作用增强；对法华令、磺胺类口服降糖药、青霉素类、先锋霉素和阿昔洛韦也因同样作用而使作用增强。因此，丙磺舒与这些药物同时使用要慎重，如必须同时使用，要请教医生。伴有肿瘤的高尿酸血症患者，或使用溶解细胞的抗癌药、放射治疗的患者，均不宜使用本药，因可引起急性肾病。为避免尿酸排泄时在泌尿道形成结石，应同服大量水并加服碳酸氢钠，用药前一定要仔细阅读说明书和请教医生。主要副作用包括胃肠反应、发热、皮疹等，偶见溶血性贫血。本药属磺胺类，故对磺胺类药物过敏者忌用。

磺吡酮（苯磺唑酮）可治疗痛风吗？

磺吡酮（苯磺唑酮）是保泰松的衍生物，有微弱的消炎镇痛作用。同时它的排尿酸作用明显强于丙磺舒，每日口服300~400mg，作用相当于丙磺舒的1.0~1.5g。磺吡酮在胃肠道吸收良好，一次服药作用可持续10小时。本药尚有抑制血小板凝聚和延长血小板存活时间的作用，故对伴有血液流变学改变的痛风患者，尤为适合。开始口服50mg，每日2次，逐渐增加到100mg，每日3次，直到血清尿酸降至正常水平。但最大剂量不得超过每日800mg。本药副作用和禁忌证与保泰松相同，主要是胃肠道副作用和肾脏损害。个别患者用药期间出现了肾功能衰竭。

如何选择治疗痛风的药物？

根据痛风发病特点，处于不同阶段，选择相应药物进行治疗。

痛风急性期的用药主要是控制症状，常用以下三类药物：①秋水仙碱，为治疗痛风急性发作的首选药，但副作用也是最大的。对慢性痛风效果不佳甚至无效。②非类固醇抗炎药，包括吲哚美辛、布洛芬、吡罗昔康、保泰松等。③糖皮质激素，能迅速缓解急性发作，但易反复。本期治疗应强调早期给药，在急性发作征兆刚出现时即给予痛风炎症干扰药，小剂量常可控制急性发作。控制急性发作的治疗应至炎症完全消退，过早停药或恢复体力活动常导致复发。在痛风急性期，使用促进尿酸排泄和抑制尿酸生成的药物均可能会延长急性发作过程。本期不宜单独应用降低尿酸药。禁用影响尿酸排泄的药物，如青霉素、噻嗪类及呋塞米等利尿剂、维生素B_1、维生素B_2、乙胺丁醇、吡嗪酰胺、左旋多巴等。

痛风间歇期治疗的目的在于预防急性发作。保持血清尿酸于正常范围，至少应该使其保持在400μmol/L以下。促进尿酸排泄和抑制尿酸生成的药物是常用的治疗手段。抑制尿酸合成药物目前主要是别嘌醇、非布司他。排尿酸药物包括立加利仙、丙磺舒、磺吡酮等。促进尿酸排泄药的最大优点是不影响嘌呤代谢，所以对年龄超过60岁的老年患者，肾功能正常，尿液中尿酸排泄减少，没有尿路结石者可以考虑优先采用。在使用促尿酸排泄药物的同时，强调多饮水，保障尿量充足，同时可以服用小苏打以碱化尿液，利于尿酸排泄。

痛风慢性期的一般治疗与间歇期类似，为维持正常血清尿酸，则需用促进尿酸排泄药（立加利仙、丙磺舒、磺吡酮等）或抑制尿酸生成药（别嘌醇、非布司他），可选择其中一种使用。

治疗痛风的药物能够联合使用吗？

在临床上，为了达到理想的治疗效果，同时又要尽可能地减少药物的毒性和副作用，对不同类型的药物进行联合应用是很常见的。在痛风的治疗上也一样，一些药物治疗痛风的效果很好，但也有一定的副作用。最常见的治疗痛风的药物有：苯溴马隆、别嘌醇、非布司他等，其作用主要是促进尿酸排泄或减少尿酸形成，从而从根本上治疗痛风性炎症。痛风急性发作时可以联合用药，其目的在于减少药物剂量，既减轻副作用，又增加治疗效果。应避免单独应用尿酸促排药和尿酸生成抑制药，因为容易引起痛风急性发作。可以联合使用秋水仙碱、泼尼松、别嘌醇和丙磺舒治疗痛风。

怎样看药品说明书？

老王拿着药品说明书仔细研究，不禁被长长的文字给弄糊涂了，找医生问问吧。医生解释说，别看这小小药品说明书，学问可大了。

药品说明书最前端通常是药品的名字与批准文号。药品的批准文号由国家药品监督管理局核准颁发，写有“国药准字 × × 号”。

除了药品名称，说明书还会标明药物的分子式、分子量、结构式、性状、药理毒理作用、药代动力学、适应证等药物的基本特性。药名通常可分为商品名或通用名、化学名。通用名和化学名世界通用，任何教科书或文章上出现的应是同一名称，一般以英文和译文表示。至于商品名，每一家生产药厂都可为其产品取一个商品名。因此，相同成分的药品，或是化学名相同的药品，可能有多个商品名。不同的商品名，意味不同厂家的产品，也意味不同的品质。用药时要认准通用名或者化学名，避免重复用药。药物适应证，或称作用与用途，是根据药品的药理作用及临床应用情况，将使用本品确有疗效的疾病列入适应证范围。

药品说明书通常还注明一些在使用该药品时会遇到的问题，包括该药物的用法、用量、不良反应、禁忌证、注意事项等。如妊娠妇女及哺乳期妇女用药、儿童用药、药物相互作用和其他类型药物之间的相互作用等，药物过量时的症状、急救措施、解毒药等，以确保医患正确选择药物，合理使用药物。说明书上的药品量通常指成人剂量，儿童剂量则要根据年龄或体重计算。药物用量常注明一日几次，每次多少量；儿童常用每日每千克体重用多少剂量来表示。至于药品的用法，则需根据该药的剂型和特性，注明为口服、肌肉注射、静脉用药、外用及饭前服、饭后服、睡前服等。患者应严格按照说明书注明的方法用药。许多药物在使用过程中会出现各种副作用，除药物本身的特性外，还与用药者的身体素质、健康状况有关。如有过敏体质的人可发生过敏反应。有些药品患者口服后会刺激胃肠道引起恶心、呕吐等反应，有些药物对肝肾有毒性等，这些不良反应在说明书中都会注明。患者用药前应注意阅读说明书中注明的不良反应，加强用药的自我监测，有助于一旦出现不良反应，及时采取措施。为了安全使用药物，药品说明书还会列出该药的慎用、忌用和禁用对象。有禁忌证的人，绝对不能使用相应的药物，慎用的药物要在医师指导下使用，密切监测不良反应。

药品的主要活性成分、组成、含量，药品有效期、贮藏、产品批号、批准文号、生产企业（包括地址及联系电话）及说明书印制时间等，这些在药品说明书上也都有据可查，有利于国家药品监管部门及大众监督药品质量。多数药品需避光、密闭并在阴凉干燥处保存，许多生物制品需冷藏或低温保存，否则会因贮存不当而变质。变质的药物绝对不能服用。许多药品均注明有效期，药品超过有效期或达到失效期后则视为过期失效，过期药物绝对不能服用。

药品说明书不仅有助于医师严格、准确地掌握药物适应证，按照说明书中注明的适应证应用药物，并按规定用法给药。而且可使医师掌握药物不良反应、禁忌证、注意事项、相互作用和配伍禁忌等，以确保治疗安全。同时对患者而言，阅读说明书能够了解用药时间、过量警告、质量提示、不良反应、特殊人群的安全性等方面的信息。因此，患者全面理解说明书的内容，就能更好地理解医师用药的原因，从而积极配合医师的治疗。

所谓是药三分毒，痛风治疗不用药行吗？

老王痛风近10年了，西药、中药、草药都尝试过，都不能断根。西药的说明书上写着长长的一段副作用，原来以为中药安全，可现在发现很多中药也是有不良反应的，真是是药三分毒呀，痛风治疗能不用药吗？医生给老王看了一张相片，是一双已经严重变形像鸡爪的手。医生告诉老王，这是一名有长期病程的痛风患者，因为用药断断续续，导致痛风反复发作，现在双手完全变形，活动不便，生活受到了很大的影响。最糟糕的是他的肾脏也不好了，肾功能已经到了尿毒症期，靠定期血液透析维持生命。所以痛风是慢性病，除了日常生活注意事项以外，针对病情进行适当的药物治疗也是一种必要的治疗手段。

痛风对人体造成的危害主要是由于长期的高尿酸血症导致过多尿酸盐沉积于血液和组织中，引起痛风发作。痛风治疗的目标在于控制高尿酸血症，迅速缓解关节疼痛，避免诱因。当改善生活方式和控制含高嘌呤食物、控制饮酒等仍不能改善高尿酸血症时，则应通过医生使用降尿酸的药物。也就是说，当需要用药物治疗时，痛风患者应该选择药物治疗。诚然，治疗药物存在一定的副作用，因此用药一定要在医生的指导下进行，合理用药，可避免痛风对关节和肾脏的损伤。在用药期间，医生要定期随访，监测患者肝肾功能等，警惕药物副作用，避免严重副作用的发生。所以相信科学，合理用药是治疗痛风的重要手段。

痛风需要长期卧床休息吗？

老王痛风急性发作，脚趾红肿热痛，医生叮嘱多休息，少走路，让脚趾关节休息。因此，老王卧床在家。一星期后痛风发作缓解，老王还是不大愿意活动，生怕走路后痛风又犯了。医生告诉老王，痛风患者虽说需要多休息，但并不要求长期卧床休息。当急性发作期过去后，可以适当进行体育锻炼，但在运动前，应接受专科医生指导，先做有关检查。生命在于运动，运动有利于健康。对于痛风患者，通过运动可减少内脏脂肪生成，减轻胰岛素抵抗，从而有利于预防痛风发作。但运动过度，反而加重肾脏负担，甚至诱发痛风发作。如果患者一般情况良好，即使已有痛风石，只要表面皮肤没有破溃，肾功能良好，没有明显心血管并发症，关节功能正常，仍可进行身体锻炼。

痛风患者需根据身体状况选择合适的体育锻炼项目，确定运动强度和时间。一些慢速短程小跑、太极拳、气功、广播操、快步走、乒乓球等项目，较适合痛风患者。而竞技性强、运动剧烈、消耗体力过多的项目，如快跑、足球、篮球、滑冰、登山、长跑等，皆不适宜。运动量一般控制在中等量水平，50岁左右的患者，以运动后心率为110~120/分钟，轻微出汗为宜。每周运动3~5天，每次约30分钟。

锻炼先从轻活动量开始，随着体力增强，逐渐增加活动量。痛风患者切不可锻炼过度，使体内乳酸产生增加，这会抑制肾脏排泄尿酸，诱使痛风发作。如果出现痛风症状，应及时停止锻炼，待症状完全消退后再恢复。

痛风患者为什么要用碳酸氢钠（小苏打）？

老王是位痛风患者，久病成医，在家中备了一些药物，如碳酸氢钠是经常服用的，还喝苏打水。他的新病友老李，一位刚刚患病的痛风患者，特地向他请教，痛风为什么用小苏打？老王一听，很有成就感，毕竟患这么多年痛风病了，这点道理还是晓得的。高尿酸血症是痛风发病的罪魁祸首，降低高尿酸血症也是治疗痛风的主要任务之一。尿酸在尿中的溶解度与尿液酸碱度和尿酸离子化程度有关。尿液碱度愈高，尿酸离子化程度越高，尿酸越易于溶解。服用小苏打可以碱化尿液，使尿酸变为可溶性尿酸盐，溶解度增加，有助于尿酸排泄。对于有效降低血尿酸是个方便有效的手段。所以服用小苏打对于痛风患者，尤其是合并痛风肾和尿酸性肾结石的患者具有重要意义。

用药物治疗痛风期间为什么要检查血常规、肝肾功能？

治疗痛风的药物有多种，无论是何种药物，用药过程中均应注意药物的不良反应。而定期检查血常规、肝肾功能则有助于及时发现是否有药物副作用发生，以便及时处理，避免出现更严重的不良反应。

秋水仙碱能有效控制痛风急性发作，但可有恶心、呕吐、腹痛、腹泻等胃肠道反应。长期应用秋水仙碱可引起骨髓抑制、粒细胞减少，对肝脏、肾脏和生殖系统也可造成危害。所以用药前和用药期间均应定期随访血常规、肝肾功能。

非甾类抗炎药，如吲哚美辛、布洛芬、双氯酚酸钠等具有止痛抗炎作用，也能在短期内迅速控制痛风急性发作，是治疗急性痛风的主要药物。但可诱发消化道症状、出血等。非甾体类抗炎药通过抑制环氧化酶发挥治疗作用，对于肾功能正常患者无碍，但在肾功能不全或心力衰竭的患者，则可能会加重高血压、尿潴留和氮质血症。一般来说，短期内应用治疗剂量的非甾体类抗炎药不会引起肾脏病变，但如长期大剂量使用则可导致慢性间质性肾炎、慢性肾功能不全。所以用药期间应监测血常规、肝肾功能、是否有消化道症状和消化道出血等情况。一旦出现不良反应，立即停药。

抑制尿酸合成药物主要是别嘌醇、非布司他，副作用主要是过敏性皮疹、荨麻疹，严重的剥脱性皮炎相对少见。偶尔也可引起药物热、嗜酸性粒细胞增多、骨髓抑制性白细胞减少、溶血性贫血、中毒性肝炎或一过性谷丙转氨酶升高、血管炎及眼损害等。所以用药期间应监测血常规、肝肾功能等变化。

促进尿酸排泄药物包括苯溴马隆、丙磺舒等。主要副作用包括胃肠功能紊乱、肾绞痛、痛风急性发作、皮疹等，偶见骨髓抑制。因此，这类药物在使用过程中应定期查血常规。该药不宜用于中、重度肾功能损害的患者，所以用药期间应监测血常规、肝肾功能等。

痛风需要手术治疗吗？

痛风急性发作时会出现受累关节红肿热痛，功能受限。这时一些患者会询问医生，我的关节炎犯了，需要手术吗？一般急性痛风性关节炎无须手术治疗，通过药物控制炎症后，关节症状很快缓解。但在一些特殊情况下，痛风患者还是需要到相关科室进行手术治疗。当痛风结石影响关节功能或压迫神经时，或伴有瘘管引流的皮肤溃疡、要除去巨大的尿酸沉积物时，或在负重关节疼痛需要固定等情况下，则需手术处理。

临床最多见的是通过手术摘除影响关节功能或压迫神经的痛风结节。另外有些患者出现伴有窦道的皮肤溃疡长期不能愈合，反复细菌感染，破口可数年乃至十多年不能愈合，合并骨髓炎者也并不罕见。因此应尽早手术取石，以帮助溃疡愈合。对一些巨大的尿酸盐沉积物可以通过手术去除以减轻肾脏负担。还有一些手术是矫形目的，如切除无法挽救的坏死指趾或矫正畸形指趾。手术宜在血清尿酸值正常后施行。为防止手术诱发急性痛风发作，可以在手术前3天至术后7天服用秋水仙碱、布洛芬等。

痛风患者为何要多饮水？

对于痛风患者来说，多饮水，增加尿量，可以促进尿酸排泄，有利于缓解病情。但是痛风患者每天到底该喝多少水，尿量维持在多少比较合适，却是说法不一。

多饮水，保证充足的尿量确实有利于增加尿酸的排泄，而且可以稀释尿液，减少尿路结石的形成，预防痛风性肾病。但是目前对于痛风患者每天尿量应达到多少并没有一个定量的标准。大部分专家认为，痛风患者应该在正常人每天的尿量，即500~1500ml的基础上，尽可能多增加一些尿量，有助于排出更多的尿酸。一般专家推荐每天尿量在2000ml以上为好。因此，痛风患者应该养成多饮水的习惯，睡前或半夜也要饮一些水，避免夜间尿液过度浓缩。碱性饮料是痛风患者较为理想的饮料，有助于碱化尿液。尿液pH偏碱时，尿酸可变为可溶性尿酸盐，溶解度增加10倍。

痛风患者可用量杯测量尿量，根据尿量来调节饮水量，掌握饮水规律，并根据气候变化和生活习惯，对饮水量进行适当调整。饮水以白开水或者碱性饮料为最好。当然，如果患者已出现肾功能不全和水肿，过量饮水反而会造成水中毒及水肿加重等不良反应，这种情况应量出为入，请医生安排治疗方案。

有哪些药物会影响尿酸的排泄？

今天又是老李到医院配药的日子，每天服用不下十种药物，又是降压药、降糖药、降脂药，降尿酸药，还有治疗冠心病和脑梗死的药物。老李在小纸条上写了很多，就担心忘了哪一种，谁让自己身兼数病呢。门诊医生看了这张纸条，也禁不住说：这么多种药，要当心药物之间的相互影响。那么有哪些药会影响血清尿酸排泄呢？

降血压药中的钙离子阻滞剂和β－阻滞剂两类降压药都能通过阻碍肾脏排泄尿酸，升高血尿酸浓度，诱发或加重痛风。但这两类药物中，不同品种对血尿酸的影响大小有很大差异。如前类药中的硝苯地平（心痛定）和后类药中的普萘洛尔（心得安），长期服用，升高血尿酸较显著；而前类药中的氨氯地平（络活喜）和后类中的美托洛尔（倍他乐克）对尿酸影响则极轻微。几乎所有排钾利尿药都有阻止尿酸排泄的作用，如噻嗪类利尿药、呋塞米、依他尼酸等长期应用可升高血尿酸，诱发或加重痛风。不少复方降压药，例如复方降压片、降压0号中都含噻嗪类利尿剂。因为这些降压药相对廉价，降压效果好，所以很多高血压患者服用这些药，但痛风患者就不宜服用此类降压药。

阿司匹林对肾脏代谢尿酸具有双重作用：大剂量阿司匹林（>3g/天）具有促进尿酸排泄的作用，而小剂量阿司匹林（1~2g/天）会抑制肾小管排泄尿酸而使血尿酸升高。有研究提示，服用小剂量阿司匹林1周后，会使老年高尿酸血症及痛风患者的肾功能和尿酸清除率发生明显改变。由此可见，虽然阿司匹林已被用作防治心脑血管疾病的常规药物，但对痛风或高尿酸血症患者而言，长期服用小剂量阿司匹林可能会影响其尿酸清除能力，故使用时应权衡利弊。

此外，免疫抑制剂如环孢素A、硫唑嘌呤等，抗结核药如吡嗪酰胺、乙胺丁醇，以及烟酸、维生素B_1、维生素B_2也会导致尿酸升高。长期服用这些药物的痛风或高尿酸血症患者，一定要定期检测血尿酸。若血尿酸水平长期升高，不但容易导致痛风发作，而且血中的尿酸盐容易沉积在肾脏、关节等部位而引起器质性病变，尤其是高浓度尿酸盐在肾组织内沉积可导致痛风性肾病，乃至肾衰的发生。

中医是如何认识和诊治痛风的？

西医学的“痛风”，临床以高尿酸血症、反复发作的急性特征性关节炎等为主要特点，且常累及肾脏。

在我国古代医籍中，有“痛风”的病名，但其含义不仅仅局限于西医学所说的“痛风”，凡是发作非常迅速的以疼痛为主要表现的关节疾病都可称“痛风”。言“痛风”，是形容其疼痛发病非常急骤，像风一样迅速。此外，“痛风”在古代还有“历节”“白虎历节”等名称。所谓“历节”是指疼痛循历周身关节而言，而“白虎历节”则形容关节疼痛起来就犹如老虎咬一样剧烈，不可触摸。“痛风”“历节”“白虎历节”等都可以归属于中医“痹证”范畴。痹，有闭阻之意。所谓“痹证”，就是经脉闭阻不通、气血运行不畅所导致的疾病。

对于痹证，中医学有几千年的诊治历史，积累了丰富的临床经验。中医往往认为痹证是在人体正气不足的基础上，风、寒、湿、热等外邪侵袭人体，闭阻经络，引起血运失常，邪气进一步聚于肌肤、腠理或关节，蕴而成毒，发为红、肿、热、痛，其中邪气走注关节者，往往引起关节非常剧烈的疼痛，甚至不可触摸。

辨证论治，是最常采用的方法。通俗地讲就是根据患者不同的证候类型，采用不同的治疗原则和方药。先根据患者的表现，辨出是属于风寒湿痹证，还是风湿热痹证，以及有无痰瘀痹阻等情况，然后对证下药。痹证偏于风者，祛风为主。偏于寒者，散寒为主。湿邪偏胜者，化湿为主。热邪偏胜者，清热为主。目前临床上一般可将痛风性关节炎分为湿热蕴结型、瘀热阻滞型、痰浊阻滞型、肝肾阴虚型等类型进行论治。

痛风的病因病机在不同发展阶段有所不同，因此不少医家根据痛风临床表现的不同，将通风分为急性发作期和慢性缓解期，发作期多以邪气盛为主要特点，宜采用清热利湿、化浊通络、止痛等祛邪之法为主；缓解期以正气虚为主要矛盾，宜采用补益肝肾、调养气血等扶正之法为主，兼顾祛邪。

当然，也有学者针对痛风的主要的病机特点和共同的病理环节，采用固定方或基本方加减治疗，也取得了一定的疗效。

除根据上述治法采用药物内服以外，中医还有许多有效的外治疗法，如采用中药外敷、中药煎汤熏洗、针刺放血、针灸、中药离子导入治疗以及蜂毒疗法等。

总体而言，中医药治疗痛风强调养治并举、病证结合、分期而论的原则。

治疗痛风的方剂有哪些？

中医药治疗痹证已有数千年的历史。在长期的实践过程中，经过历代医家的不断完善和改进，逐渐形成了大量疗效比较可靠的经验方剂，可以有效治疗痛风，其中不少方剂至今还在临床广泛应用或指导临床应用。

痛风急性期，关节多表现为红、肿、热、痛，属中医风湿热痹范畴，应为湿、热明显，经络不通，治疗当清热利湿、通络除痹，常用方剂为白虎加桂枝汤或四妙丸加减。可以选用石膏、知母、粳米、甘草、桂枝、苍术、黄柏、薏苡仁、牛膝等药物。如果热象明显，表现为局部红肿明显，甚至发热，小便黄，大便干者，可以加忍冬藤、连翘、黄柏等清热解毒。关节肿痛明显者可以配伍桑枝、防己、威灵仙、姜黄等药物活血通络、祛风除湿止痛。皮肤出现红斑者，酌加生地黄、丹皮、赤芍、地附子等凉血消斑。

痛风缓解期，关节红、热的表现不明显，多为风寒湿痹之象。其中关节疼痛呈游走性者，多风邪偏盛，中医称为行痹，可选用防风汤加减，药用防风、秦艽、麻黄、肉桂、当归、葛根、茯苓、生姜等祛风通络、散寒除湿；肢体关节疼痛、沉重者，一般为湿邪偏盛，中医称为着痹，可选“薏苡仁汤”加减以除湿通络、祛风散寒，药用薏苡仁、苍术、羌活、独活、防风、川乌头、麻黄、桂枝、当归、川芎、生姜、甘草等；肢体关节疼痛剧烈，痛有定处，得热痛减，多为寒邪偏盛，中医称为痛痹，可选乌头汤加减，药用川乌、黄芪、麻黄、芍药、甘草等温经散寒、祛风除湿。

如果痛风病程比较长，反复发作，关节畸形甚至局部溃烂（有白盐状物从伤口排出），中医称为久痹。可选桃红饮加减予以化痰祛瘀、通络搜风，药用当归、川芎、桃仁、红花、威灵仙等。临床还可根据病情酌加穿山甲、地鳖虫、鸡血藤、五灵脂、没药等活血通络，加白芥子、胆南星、地龙等祛痰散结，加全蝎、蜈蚣、白花蛇、乌梢蛇等搜风通络。

对于痹证日久不愈，气血亏虚，见到肢体倦怠、少气懒言、面色不华者，多属虚痹，可以选用独活寄生汤加减。用独活、防风、秦艽、细辛、肉桂、人参、茯苓、甘草、当归、川芎、地黄、芍药、杜仲、牛膝、桑寄生等祛风除湿、散寒通痹，同时补气养血、益肝滋肾。

上述方剂为中药治疗痹症（含痛风）的经典方剂。随着医学进步，近现代医家以上述方剂为指导，充分吸收现代医学成果，研制了大量的有效方剂应用于痛风的临床，亦取得了不俗的成绩。

需要指出的是，上述方剂中的不少药物作用较为剧烈，具有一定毒性，所以用量不宜过大，更不宜久服。患者应在有经验的中医师指导下选方用药，且不可自行对号选药。

治疗痛风的中成药有哪些？

痛风是临床常见病，根据不同的患者及不同的病情辨证论治、灵活遣方用药是中医的优势。目前可以用于痛风的中成药有：新癀片、痛风定、痛风舒胶囊、四妙散（丸）、复方伸筋胶囊、清痹通络药酒、舒筋活血片、益肾蠲痹丸、正清风痛宁、雷公藤多苷、金匮肾气丸、六味地黄丸等。

新癀片：复方制剂。具有清热解毒、活血化瘀、消肿止痛功效。有报道新癀片内服、外涂可以治疗急性痛风性关节炎。

痛风定片（胶囊）：复方制剂。具有清热祛风除湿、活血通络定痛的作用。用于痛风病见关节红、肿、热、痛者。

痛风舒胶囊：复方制剂。具有清热、利湿、解毒等功效。用于湿热瘀阻所致的痛风病。

四妙散（丸）：复方制剂。具有清热利湿作用。用于湿热下注，足膝红肿，筋骨疼痛。

复方伸筋胶囊：复方制剂。清热除湿，活血通络。用于湿热瘀阻所致关节疼痛，屈伸不利。

清痹通络药酒：酒剂。清热除湿，活血通络，消肿止痛。用于痹证属于湿热瘀阻证者，症见关节疼痛，屈伸不利。

舒筋活血片：复方制剂。舒筋活络，活血散瘀。用于筋骨疼痛，肢体拘挛，腰背酸痛，跌打损伤。

益肾蠲痹丸：复方制剂。具有温补肾阳、益气壮督、搜风剔邪、蠲痹通络的功效。适用于痛风性关节炎等顽痹。

正清风痛宁：由青风藤中提取的青藤碱精制而成。祛风除湿，活血通络，消肿止痛。用于风寒湿痹证。

雷公藤多苷：为卫矛科植物雷公藤根提取、精制而成。祛风解毒，除湿消肿，舒筋通络。有抗炎及免疫抑制作用，可用于痛风性关节炎的治疗。

在痛风急性期，关节红肿热痛者，可根据患者情况酌情选用新癀片、痛风定、痛风舒、四妙散（丸）、复方伸筋胶囊等药物；缓解期则选用清痹通络药酒、舒筋活血片、益肾蠲痹丸、正清风痛宁、雷公藤多苷等；对于痹证日久，肝肾亏虚者，偏阳虚可配合使用金匮肾气丸，偏阴虚应用六味地黄丸等。

继发性痛风如何治疗？

继发性痛风往往有明显的病因，在临床上主要分为两大类。一组是尿酸生成过多。如血液系统的恶性病：多发性骨髓瘤，肿瘤患者化疗和放疗后，肝糖原累积病等。另一组是尿酸排泄减少。如各种肾脏疾病，包括高血压性肾血管疾病晚期，大多由于肾功能衰竭致使尿酸排泄减少，尿酸滞留体内，有时可使血尿酸达很高水平；长期服用某些药物，如氢氯噻嗪、呋塞米、吡嗪酰胺、小剂量阿司匹林等，均能抑制尿酸排泄；各种原因引起的酸中毒，如当乳酸或酮酸浓度增高时，肾小管对尿酸的排泌受到竞争性抑制而排出减少。

继发性痛风的处理应注意病因治疗。首先，应积极妥善处理原发疾病，有效治疗原发疾病使之得到一定的缓解，从而延缓血尿酸水平的升高，有助于痛风的治疗。如血液病化疗方案应个体化，由于药物干扰导致肾小管排泄者，需停用这些药物。其次，应该使用恰当的药物，有效抑制尿酸的生成。同时要多饮水，保持充足尿量。用碱性药物以碱化尿液。对有肾实质损害的继发性痛风，宜酌情减少别嘌醇用量，因其代谢产物氧嘌呤醇会加重肾损害。如出现痛风性关节炎、尿酸性结石或血尿酸>595μmol/L，仍需别嘌醇治疗。肾实质受损严重，肾小球滤过率<25ml/分钟时，一般不予别嘌醇治疗。对于严重的肾损害者，还可考虑进行透析治疗。

痛风合并糖尿病怎么办?

据统计，痛风患者发生糖尿病的概率比正常人高2~3倍。痛风和糖尿病同属代谢性疾病，其发生均与体内糖、脂肪、蛋白质等的代谢紊乱有关。痛风与糖尿病两者有许多共同的影响因素，如年龄、肥胖等。人类血清尿酸水平像血糖一样，随着年龄的增加而有升高倾向。痛风患者易患糖尿病的原因还与遗传缺陷、肥胖、营养过剩及不喜欢活动等有直接的关系。此外，有学者认为，血尿酸升高可能会直接损害胰岛B细胞，影响胰岛素分泌而引发糖尿病。甚至部分痛风患者存在胰岛素抗体加重糖尿病。反过来，糖尿病患者也易产生高尿酸血症。嘌呤的分解代谢增强和尿酸的生成增加是糖尿病的特点。

2型糖尿病与痛风都与饮食不合理有密切的关系。因此，控制、选择、调节、平衡患者的饮食是防治这两种疾病的基础。首先，糖尿病合并痛风的饮食原则应做到：一合理，即碳水化合物（糖）、脂肪、蛋白质的摄入比例应合理；二戒，戒烟、忌酒；五足，维生素、微量元素、矿物质、纤维素和饮水要充足；五低，低糖、低盐、低嘌呤、低胆固醇、低饮食摄入量。

其次选择合适降血糖药物，避免药物相互作用影响尿酸生成或排泄，或影响葡萄糖代谢，避免药物副作用加重肾脏损害或肝脏损害。治疗糖尿病可采用口服或/和注射的方式。口服药物可以分为：①磺脲类促泌剂，如格列吡嗪、格列美脲等；②非磺脲类促泌剂，如瑞格列奈、那格列奈等；③α糖苷酶抑制剂，如阿卡波糖等；④双胍类，如二甲双胍等；⑤胰岛素增敏剂，如罗格列酮等；⑥肠促胰素类，此类药物较新，其中的DPP-4抑制剂包括如西格列汀等多种口服制剂；⑦钠-葡萄糖协同转运蛋白2（SGLT-2）抑制剂，如达格列净等，这是最新的一类药物，其抑制肾小管对糖的重吸收，增加糖从尿中排泄而降低血糖。注射治疗的药物则主要分为：胰岛素及其类似物，肠促胰素类中的GLP-1受体激动剂或类似物，如艾塞那肽、利拉鲁肽等。由于治疗糖尿病药物的种类繁多，在疗效、作用特点上存在一定的差异，因此，痛风合并糖尿病时，应该在内分泌专科医生的指导下选择适合药物，并定期随访血糖、尿酸、肝肾功能等，以达到有效控制疾病的目的。

痛风合并高血压应该如何治疗？

痛风患者常伴高血压病。有学者认为高尿酸血症与高血压病可能有相关性，并认为高尿酸血症是高血压的一个危险因子，有高尿酸血症者易患高血压病。高血压病与痛风可能互为因果，互相促进，高尿酸血症与同时存在的高血压可引起不同程度的动脉粥样硬化和肾硬化，共同导致肾血流的降低和肾功能的恶化，可以加重病情的发展。

目前一般将降高血压药物分为钙离子拮抗剂、β-阻滞剂、血管紧张素转换酶抑制剂、利尿降压剂、血管扩张剂和α-阻滞剂等6类。其中4类降压药与痛风的发作或加重有相关性。钙离子拮抗剂和β-阻滞剂这两类降压药都能通过阻碍肾脏排泄尿酸，升高血尿酸浓度，诱发或加重痛风。利尿降压剂——几乎所有排钾利尿药都有阻止尿酸的排泄作用，例如噻嗪类利尿药、呋塞米、依他尼酸等长期应用都可以升高血尿酸，诱发或加重痛风。利尿药不但阻碍尿酸排泄，还影响嘌呤、糖、脂质代谢，所以高血压伴发痛风、糖尿病、脂质紊乱症等病的患者，尽量不要长期使用利尿剂。目前对血管紧张素酶抑制剂影响尿酸代谢有两种完全不同的意见，有的人认为此类药可以促进尿酸排出，有降低血尿酸作用；也有人认为，这类药使尿酸排出量下降，引起血尿酸增高加重痛风。总之，痛风合并高血压患者，应尽量选择这几类药物中对血尿酸无负面影响或影响小的降压药，即使用同一种降压药，对血尿酸的影响也有个体差异。所以患者在长期使用这些降压药的过程中，要经常检测血尿酸的浓度，如用某种降压药后血尿酸水平不断升高，应换药或增加降尿酸药的用量，使血尿酸水平保持正常水平，以防发生痛风。

痛风合并血脂异常应该如何治疗？

相关资料显示，痛风患者75%~80%伴有高脂血症。血脂异常与血尿酸增高有关。有学者认为高甘油三酯可降低肾尿酸排泄，是痛风的原因之一。高脂血症者血液呈高凝状态，可促进动脉粥样硬化的发生与发展，并且高脂血症者常伴肥胖和高尿酸血症，因而高脂血症既构成痛风的危险因素，又将增加痛风患者的心血管并发症，降低患者生活质量。因此，痛风患者要定期测定血脂。若血脂浓度高，首先需要控制饮食，摄入低脂食物，避免高脂食物，必要时服用调脂药，以使血脂恢复正常，减少心血管并发症，防止痛风发作。近20年来，已经研究制造出许多调整血脂的药物，它们种类繁多，各有特点，可根据患者的不同病情进行挑选。总体来说，对于以血清胆固醇升高为主者，可选择用他汀类药物。例如辛伐他汀、普伐他汀、氟伐他汀等。对于以血清甘油三酯升高为主者，可选择用贝特类药物。例如非诺贝特、吉非诺奇等。

如何治疗痛风合并冠心病？

与相同年龄的非痛风者相比较，痛风患者合并冠心病的发生率约为非痛风者的2倍。有学者将高尿酸血症视为冠心病的危险因素之一。甚至有人称之为痛风性心脏病。但高尿酸血症是否可以作为冠心病的危险因素还是存在争议的。冠心病与痛风的病因都与患者的饮食不合理有密切的关系。因此，控制、选择、调节、平衡患者的饮食是防治这些疾病的重要措施。

其次选择合适药物，避免药物相互作用影响尿酸生成、排泄或葡萄糖代谢，避免药物副作用加重肾脏损害或肝脏损害。在专科医生指导下选择适合药物，并定期随访血糖、尿酸、血常规、肝肾功能等指标，这样才能达到有效控制疾病，避免并发症发生，减少致残致死因素。

痛风与肥胖并存怎么办？

肥胖是人为定义的，目前多数以标准体重为依据。体重超过标准体重的20%为肥胖症，在10%~20%之间为超重。痛风多见于肥胖者。

肥胖引起高尿酸血症可能与体内内分泌系统紊乱或酮体生成过多抑制尿酸排泄有关。肥胖者能量摄入增多，嘌呤代谢加速也可导致血尿酸浓度增高。有研究显示，超重或肥胖者血尿酸均值及高尿酸血症检出率均显著高于体重正常或偏低者。超重或肥胖者较正常体重或低于标准体重者易存在糖、脂肪及蛋白质等物质代谢异常，易患痛风、高血压、高脂血症及糖尿病等疾病。因而防治超重与肥胖对改善体内这些物质代谢的异常有益，从而能降低痛风、高血压、高脂血症及糖尿病的患病率。

肥胖既是痛风发病的危险因素，又是痛风发展的促进因素。肥胖者的血尿酸水平通常高于正常人，若痛风伴肥胖还可影响药物效果，降低药物敏感性。因此，肥胖者应当减肥，主要措施是控制总热量，限制脂肪摄入及坚持参加体育锻炼。需要注意减肥不宜操之过急，因脂肪等组织分解过快可引起酮体及乳酸浓度增高，抑制尿酸排泄而诱导痛风的急性发作。一般减肥应以2~3周内减重2kg左右为宜。

痛风合并高胰岛素血症怎样治疗？

胰岛素抵抗和高胰岛素血症是紧密联系的，高胰岛素血症是胰岛素抵抗的主要标志。正常人所分泌的胰岛素能够充分发挥作用，少量的胰岛素就能有效调控血糖水平。而糖尿病前期的患者，存在机体细胞对胰岛素的反应敏感度下降，所分泌的胰岛素不能够充分发挥作用，进食后血糖随之升高，进而刺激胰岛分泌更多的胰岛素才能使血糖降至正常。在胰岛素的作用下，血糖被送到细胞转化为脂肪储存起来，患者会变得肥胖，同时脂肪细胞变大2~3倍以上，单位面积上的胰岛素受体减少，使胰岛素的敏感性进一步下降，胰岛素抵抗加重。如此反复，机体必须维持胰岛素长期大量分泌来降低血糖，形成高胰岛素血症。高胰岛素血症对痛风患者的危害是相当大的，目前认为是引发痛风患者发生心肌梗死、脑卒中、高血压、血脂紊乱、微量蛋白尿等的主要原因。

对于高胰岛素血症患者，首先必须控制饮食，减少热量摄取可减少胰岛素需要，减轻胰岛B细胞的负担。肥胖者在体重减轻后可使胰岛素敏感性恢复，高胰岛素血症就可减轻。加强体力活动，运动可增加胰岛素的敏感性，并防止体重增加，纠正高胰岛素血症。

其次可在医生的指导下进行药物干预。二甲双胍可加强外周组织对葡萄糖摄取和利用，并抑制肝糖原异生，减少肝糖原的输出，从而对胰岛的刺激减轻，胰岛素释放减少。α-葡萄糖苷酶抑制剂，如阿卡波糖可延缓糖类在肠道的吸收，使餐后血糖降低，从而对胰岛兴奋作用减弱。胰岛素增敏剂，如吡格列酮可加强细胞内的胰岛素作用，减弱胰岛素抵抗。

痛风与动脉粥样硬化并存怎么办？

动脉粥样硬化多见于40岁以上的男性和绝经后的女性。本病常伴有高血压、高胆固醇血症、糖尿病、高尿酸血症或痛风等。脑力劳动者较多见，为老年人主要病死原因之一。动脉粥样硬化的表现与病变血管的部位相关。冠状动脉粥样硬化者，若管径狭窄达75%以上，则可发生心绞痛、心肌梗死、心律失常，甚至猝死。脑动脉硬化可引起脑缺血、脑萎缩，或造成脑血管破裂出血。肾动脉粥样硬化常引起夜尿、顽固性高血压、严重者可有肾功能不全。肠系膜动脉粥样硬化可表现为饱餐后腹痛、便血等症状。下肢动脉粥样硬化引起血管腔严重狭窄者可出现间歇性跛行、足背动脉搏动消失，严重者甚至可发生坏疽。

据日本研究人员报道，痛风患者内脏脂肪积累是胰岛素抵抗和动脉粥样硬化疾病危险增加的警告信号。所以对于痛风合并动脉粥样硬化的患者，应给予积极治疗。首先合理饮食，并坚持适量的体力活动。提倡不吸烟、少饮酒的健康生活方式。其次控制易患因素：如患有糖尿病，应及时控制血糖；如有高血压则应给降压药，使血压降至适当水平；如有血胆固醇增高，则应控制高胆固醇适当给予降脂药物。合理选择使用降尿酸药物，保护肾脏和关节功能。合理选择抗血小板药物，避免药物相互作用影响尿酸排泄或加重肾脏负担。

怎样治疗代谢综合征？

代谢综合征是指同时存在高血糖、高胰岛素血症、高血压、高脂血症等一组代谢紊乱的症候群，其发生与胰岛素抵抗密切相关。患者常常有腹型肥胖、2型糖尿病、高血压、高脂血症、高尿酸血症、微量白蛋白尿、脂肪肝、高胰岛素血症等。由于代谢综合征中的每一种成分都是心血管病的危险因素，它们的联合作用更强，所以有人将代谢综合征称为“死亡四重奏”，即中心性肥胖、高血糖、高甘油三酯血症和高血压。

代谢综合征的治疗，可以说是一个复杂的“系统工程”。所有的治疗都应围绕降低各种危险因素进行，主要包括生活方式的干预（如饮食控制、减轻体重、增加体育锻炼），减轻胰岛素抵抗，良好控制血糖，改善脂代谢紊乱，控制血压等。

首先要减轻体重，任何肥胖伴痛风的患者均需减肥。饮食调节、运动锻炼、减肥药物均是减轻体重的方法。减肥的目标是至少使体重降低5%~15%。

其次是减轻胰岛素抵抗（即增加胰岛素的敏感性）。除减肥和运动外，二甲双胍和过氧化物酶体增殖物激活受体γ激动剂，即噻唑烷二酮类药物都是临床常用的增加胰岛素敏感性的药物，但是两者治疗代谢综合征的作用机制存在很大差异。同时应改善血脂紊乱，常见调脂药物有贝特类和他汀类。

降低血压也是治疗手段之一。降血压药物宜选用不影响糖和脂肪代谢者。首选血管紧张素转换酶抑制剂和/或血管紧张素Ⅱ受体拮抗剂，研究提示二者还可增加胰岛素敏感性。常用的药物有：卡托普利、依那普利、培哚普利、雷米普利、福辛普利、氯沙坦、厄贝沙坦和缬沙坦等，均为每日1次用药。

预防保健篇

- 痛风可以预防吗？
- 怎样预防痛风的并发症、合并症？
- 患者应该如何与医生合作防治痛风？
- 痛风患者如何进行自我保健？
- 预防痛风要从年轻人开始，是真的吗？
- ……

痛风可以预防吗？

我们都知道防患于未然的重要性，对于痛风亦应在发病之前就进行预防。痛风虽然与遗传密切相关，但后天因素对促使痛风的发生有重要影响。首先，我们应注意自己的身体变化，对于40岁以上的男性，尤其是肥胖者，应该每隔半年到一年检查一次血尿酸，以及时发现早期高尿酸血症，一旦发现血尿酸高于正常值或在正常值的上限，应到专科就诊，在医师的指导下制订治疗方案，以期将尿酸水平控制在理想范围。其次，痛风是一种代谢性疾病，与日常饮食关系非常密切，所以健康饮食对预防痛风至关重要。平时应避免暴饮暴食，尽量避免吃嘌呤含量较高的食物，一日三餐不要吃得过饱，也不要随意增加进餐次数。多饮水，保持每日有充足的尿量。不要等感到口渴很明显时才想到饮水，多饮碱性饮料，戒酒戒烟。再次，平时应劳逸结合，生活规律，按时作息，锻炼身体，保持理想体重，避免超重或肥胖。对于从事脑力劳动及办公室工作的人员，应避免长时间持续用脑与久坐，每日应安排一定时间的运动和体力活动，并要持之以恒。另外也应慎用抑制尿酸排出的药物，如氢氯噻嗪、呋塞米等。当然，也有一部分痛风是继发性因素引起，如白血病、多发性骨髓瘤、慢性肾病等，如果为此种情况，除了要做到以上各点外，还应积极治疗和控制原发疾病。

只要坚持上述预防措施，发生痛风的机会将大大减少。对于有痛风家族史、肥胖、高脂血症、高血压、糖尿病的人来说，积极预防痛风的发生尤为重要，因为这些人群发生痛风的概率远远超过一般人群。而对于已患痛风的患者，坚持执行上述预防措施，对稳定病情、防止病变进展与加剧也有益处。

怎样预防痛风的并发症、合并症？

痛风常见的并发症有痛风性关节炎、痛风石、痛风性肾病、尿路感染等。痛风性关节炎可分为急性和慢性两种类型。急性痛风性关节炎发作主要是由于血尿酸增高后，尿酸盐在关节组织沉积，刺激关节引发的非感染性炎性反应而造成的。急性痛风性关节炎发作时，关节红、肿、热、痛及活动障碍为突出表现，病情控制后关节功能可恢复正常，不遗留关节损害。慢性痛风性关节炎则是在急性关节炎反复发作的基础上出现，可导致关节结构及其软组织的破坏，关节出现不同程度的畸形和活动受限。慢性痛风性关节炎一旦形成后，往往是不可恢复的，而且在慢性的基础上仍可有反复的急性发作，使关节损害更加明显。痛风石是由于血中过量的尿酸盐沉积于皮下而形成的。一般来说，痛风石一旦出现，若不给予适当的治疗，非但不会自行消退，而且会随着疾病的迁延而逐渐增大，如发生在关节处，则可能引起关节功能障碍。及时有效地降低血尿酸水平，长期保持血尿酸在正常范围，是防止发生痛风性关节炎和痛风石形成的关键所在。

痛风性肾病是痛风患者死亡的主要原因之一。血中尿酸75%~80%主要通过肾脏排泄，尿液的pH值一般在5.5~6，呈酸性，所以尿酸易在肾脏内沉积形成肾结石。尤其是血中尿酸浓度过高，终日不断有大量的尿酸通过肾脏从尿液中排泄时，肾脏痛风结石更容易发生，有时则在输尿管及膀胱内沉积形成结石。但是如果能够提高尿液的pH值，使尿液保持碱性，尿酸盐就不容易沉积形成结石。因此，痛风患者可以用碱性药物或者饮用碱性的饮料以碱化尿液。有尿路结石的痛风患者也容易发生泌尿系统的感染，如肾盂肾炎、膀胱炎及尿道炎等，而且很易转为慢性尿路感染。已有痛风性肾病者，若不采取积极措施保护肾脏，通常在5年左右发生肾功能减退，最终演变为氮质血症与尿毒症。

痛风的合并症主要有肥胖、高血压、高脂血症、糖尿病、动脉硬化、冠心病（心绞痛、心肌梗死）和脑中风（脑梗死、脑出血）。就发病机理而言，它们之间有共同的基础，即有相同、相似的危险因素，而且它们互为因果，对痛风的发生和进展起着协同作用。

为预防痛风的并发症和合并症，应做到以下几点：①坚持“三低”饮食，即低热量、低脂肪、低盐饮食；坚持“三戒”，即戒烟、戒酒、戒刺激性食物与饮料；养成良好的生活习惯，生活有规律，坚持体育锻炼，同时保持乐观的情绪。②积极治疗痛风，使血尿酸水平保持在理想水平，尽量减少或中止痛风急性发作。③确诊痛风的患者，应定期进行血脂、血糖、心电图、X线摄片等检查，及早发现并发症并及时治疗。而对高血压、高脂血症、肥胖、糖尿病、动脉硬化、冠心病、中风等患者，需多次检测血尿酸情况，及时治疗高尿酸血症。④防止并积极治疗泌尿道感染。有肾盂积水及泌尿系结石者，应尽早予以彻底治疗。⑤避免使用影响肾功能的药物及造影剂。

患者应该如何与医生合作防治痛风？

痛风是一种慢性疾病，一旦被确诊为痛风，应该到专科就诊，做适当的检查，找出痛风的原因及是否有相关疾病和并发症。临床上痛风可以分为原发性和继发性两种，继发性痛风病因去除之后尿酸值通常会恢复正常。而原发性痛风则找不到原因，并且占绝大多数。痛风患者需要长期耐心接受专科医师的治疗，经过系统的规范化治疗，一般预后良好。

相对而言，痛风是一种比较容易治疗的疾病，但这是建立在痛风患者与专科医师相互密切配合的基础上的。如果长期误诊或不正规治疗，可能会发展为慢性痛风性关节炎、痛风石广泛形成、关节畸形和功能障碍、痛风性肾病、肾功能不全和尿路结石等多种并发症。疾病晚期往往已经失去了治疗痛风的最佳时期，治愈的难度会大大增加，有时甚至难以控制。

治疗痛风，是要打持久战的，遵照医嘱坚持饮食控制和服用药物是最基本的策略。但在这漫长的治疗过程中，要坚持不懈地每天做到这一点，也确实不是一件容易的事情。但是，为了有效控制痛风，为了得到长期的缓解，一定要遵守医生的嘱咐，持之以恒地服药、控制饮食。有的患者在急性关节炎发作时做得很好，但当症状改善后，就不注意控制饮食，服药也不规则了，有的甚至自行减药、停药，结果造成病情波动反复、不易控制，导致病情加重或者出现并发症，给治疗带来更大的困难。因此，与医生密切合作，遵照医嘱坚持服药，控制饮食，定期复查，对于痛风的治疗是很重要的。

痛风患者如何进行自我保健?

已经确诊得了痛风的患者，不必心烦意乱，觉得自己已经不再健康了，而应该在积极配合医生治疗的同时，开始自我保健。痛风的自我保健说到底还是生活、饮食习惯的问题。首先合理的饮食搭配对痛风患者尤其重要。其原则是尽量减少尿酸的摄入，并促进尿酸排出体外。每日三餐的主食以馒头、面条、玉米为宜，荤菜以牛奶鸡蛋为主，可以吃少量煮过的肉类，但不要吃荤汤，蛋白质摄入的总量为0.8~1.0g/kg理想体重。脂肪摄入控制在总热量的20%~25%以内。少吃火锅，限制浓茶、咖啡、海鲜，忌辛辣、刺激的食物，戒酒，尤其是啤酒。饮食清谈，多食嘌呤含量低的新鲜蔬菜、水果。平日大量饮水，每日饮水2000~3000ml，以促进尿酸排出。尽量均匀饮水，每小时一杯。其次，对于超重和肥胖的痛风患者，常容易并发糖尿病、高脂血症、高血压、冠心病等疾病，因此减肥亦至关重要。降低体重应采用健康的方式，如加强体育锻炼、合理饮食等，应循序渐进，每月减重1kg较宜，而不应追求快速效应，甚至依靠减肥药来降低体重。再次，曾经有过痛风性关节炎发作的患者平时应注意保暖，应选择柔软、舒适、合脚的鞋子。平时避免熬夜、过度紧张，生活有规律，劳逸结合。

预防痛风要从年轻人开始，是真的吗?

在以往，痛风主要见于中老年人，起病时的平均年龄大约为40岁以后，大多数患者在40~55岁之间。近年来我国痛风患者的发病年龄也日趋年轻化。究其原因，可能有以下3个方面。

（1）饮食质量提高，富含嘌呤类食物摄入迅速增多。随着社会的发展，人们的饮食结构出现了很大的变化，尤其是年轻人，喜食高能量、高嘌呤食物，如鱼肉类、动物内脏、海鲜等。

（2）体重超重或肥胖者增多且日趋年轻化。据调查，在40岁以下的痛风患者中，约85%的人体重超重。近年来年轻人的经济收入迅速增加，物质生活的充裕，都促使年轻人饮食更加丰富。同时由于工作繁忙、起居不规律，这些人的体力活动却越来越少。生活富裕，又缺少足够的体育锻炼，肥胖是必然的趋势，发生痛风的可能性就大大增加了。

（3）与痛风相关的疾病增多。高脂血症、高血压病、心血管疾病、糖尿病等这些痛风的“难兄难弟”发病年龄也日趋年轻化。这些疾病和痛风一样与饮食结构密切相关，往往通过不同机制影响尿酸代谢。

因此，预防痛风要从年轻人开始着手，是刻不容缓的。

中老年朋友应该如何预防痛风？

中老年朋友发生痛风的概率要远远高于年轻人，尤其是男性。那么，中老年朋友应该如何采取有效的手段来预防痛风呢？

（1）在所有方法中，我们不得不承认良好的生活习惯是最有效最直接的预防痛风的方法。良好的生活习惯包括均衡的饮食和合理的锻炼。日常饮食切忌暴饮暴食，尤其是富含嘌呤的食物如海鲜、动物内脏、肉汤、啤酒、发酵食品等。要多饮水，每日饮水量可在2000~3000ml，每日尿量保持在2000ml以上。可以多喝茶水，但是浓茶不宜多喝。同时还应每日保持适当的运动和锻炼，并持之以恒。

（2）对于体型肥胖的中老年人，积极控制体重也是预防痛风的有效方法。对于中老年人来说，一般推荐通过健康的手段进行减肥，如通过控制饮食，减少能量摄入，通过增强运动增加能量消耗，从而使体重逐步达到理想水平。切忌短期内使体重迅速下降，一般情况下也不推荐使用药物来减肥。

（3）中老年人在每年健康检查时，一定要检查血尿酸这个项目，特别是因为其他疾病而服用影响尿酸排泄药物的中老年朋友，更应定期复查血尿酸。如果发现血尿酸增高，应到专科就诊并定期复查。

（4）对于已经患了急性痛风性关节炎的中老年人要及时到医院就诊并

治疗，同时急性期过去后，即使已经缓解，也仍须坚持治疗，以减少复发、防止关节畸形。

综上所述，对痛风的预防我们中老年朋友可以从日常生活入手，从点滴做起并一直坚持下去，这样才能远离痛风。

防止体重超重能够预防痛风吗？

流行病学调查发现，血清尿酸水平与肥胖程度、体表面积和体重指数呈正相关。痛风患者的平均体重超过标准体重17.8%，并且人体表面积越大，血清尿酸水平越高。临床观察也表明，肥胖患者体重降低后，血清尿酸水平降低，尿酸排出减少。而痛风患者体重降低后痛风发作次数减少，发作程度减轻。所以，预防痛风需要保持理想体重，防止体重超重。

戒烟很重要吗？

烟草中含有1200多种化合物，其中大部分是对人体有害的。长期吸烟者中，高尿酸血症和代谢综合征的发生率较高且病情往往比较严重。尼古丁可不断损伤血管内壁，使胆固醇、甘油三酯等大量沉积在血管壁，致动脉硬化；并能兴奋交感神经，使血管收缩。这些因素都可以造成组织缺血、缺氧，诱发机体代谢障碍及痛风的发作，或加重其病情和并发症的发生、发展。高尿酸血症患者本身就是心脑血管疾病、代谢综合征的好发人群，而吸烟则可以增加心脑血管疾病、代谢综合征的发病率和相关死亡率。对于痛风患者，抽烟无异于雪上加霜。

所以，要求痛风患者严格戒烟非常重要。

提倡限酒，不提倡戒酒合适吗？

早在中世纪的一些绘画中就描述了一只手拿着酒杯喝酒的大男人，同时出现因脚拇趾痛风而烦恼的情景。饮酒与痛风有着相当密切的关系，酒精的主要成分乙醇影响血尿酸水平的可能机制有：

（1）饮酒常会伴食许多含有丰富嘌呤的食物，不仅导致总热量的增加，还使嘌呤的摄入增加，血中尿酸水平升高。

（2）酒精代谢可以使血液的乳酸浓度升高，而乳酸可以抑制肾脏对尿酸的排泄，导致肾脏排出尿酸大大下降。

（3）过度饮酒会造成血酮症，血酮体能抑制肾脏对尿酸的排泄。

（4）乙醇能促进腺嘌呤核苷酸转化，而使尿酸生成增多。

（5）有些酒类如威士忌等含有较多的铅，大大增加了痛风的危险性。

所以，对于痛风患者，我们还是提倡尽量戒酒。有学者主张高血压、冠心病的患者可少量饮红葡萄酒，可以起到扩张血管、疏通血管、防止血管硬化的作用。但是，如果伴发痛风急性发作或尿酸水平很高时，还是鼓励不饮酒为好。

养成良好的生活习惯应该从青少年期开始吗？

许多患者往往等到痛风发病了才想起来要改变生活方式，而此时一些不良的生活习性已经跟随你多年，一时之间想要改变，真的很难。而且近年来痛风的发病年龄日趋年轻化，我们更应该从青少年期就养成良好的生活习惯。青少年犹如一张白纸，他们容易快速接受一些新生事物，此时养成健康、有益的生活方式，并且慢慢地养成习惯，这比若干年后再改掉坏习惯要容易得多，并且对青少年的身体也有益得多。所谓防病优于治病，在青少年时期就养成良好的生活习惯，不仅仅对预防痛风有益，对许多疾病如高血压、高脂血症、肥胖、糖尿病等等均有益。而这些良好的生活习惯实际上都是些在我们看来很容易做到的小事，如上下楼的时候尽量不乘电梯，步行上下，又如按时作息，又如自己动手做家务等等。尽早养成这种健康的生活方式，在很大程度上就可以使我们远离很多现代社会发病率极高的疾病。这又何乐而不为呢？

是否应该从青少年期开始养成合理的饮食方式？

合理的饮食方式其实是良好的生活习惯之一，因此，从青少年期就开始养成合理的饮食方式是非常必要的。首先，一日三餐应均衡，烹调时要注意搭配，少吃油炸食物。其次，进餐时应细嚼慢咽，不要挑食偏食，饭后稍事走动，不要立即上床睡觉，以免出现肥胖。

青少年正处于生长发育期，机体新陈代谢较旺盛，应当注意进食营养较为丰富的膳食。通常应该给以高热量、高蛋白质、高维生素的饮食。比如可以多吃些瘦肉、鱼、鸡、鸭和蛋等热量、蛋白质含量较高的食物；适当增加米饭、面条等碳水化合物的摄入；注意吃些水果以及各种新鲜蔬菜，以补充维生素等。但是，不要出现营养过剩，出现肥胖。青少年时期出现肥胖，则可能为今后患痛风埋下隐患。因此，从青少年时期开始就要注意合理安排饮食，注意膳食调配，避免肥胖，这实际上是预防痛风的一个重要组成部分。

超重者可以随意吃零食吗？

超重或肥胖者常常都存在不同程度的热量过多，营养过剩的问题，而不断进食零食，就会使热量摄入进一步增加，不利于控制体重，故应坚决抵制零食，不仅一日三餐要定时定量，不能多吃或偏食外，其他时间一律不吃食物。平时看电影、电视、书报时，或者与朋友聊天时，不要吃瓜子、花生、糖果之类的零食。不吃高热量、营养价值又不高的食物，如奶油制品、巧克力、冰淇淋、高糖型碳酸饮料等。为了坚决戒掉爱吃零食的习惯，可以故意不在家中备这些零食，在超市选购食品的时候也应该避开逛此类食品区。有些超重或肥胖者很喜欢在嘴里嚼东西，如果不吃零食就觉得万分难受，如果是这类情况，那么可以选择嚼一些含粗纤维、能量相对低的食品，或者选择一些糖分比较少的水果，甚至干脆嚼一下口香糖。总之，超重或肥胖的患者应该尽自己一切所能少吃或者不吃零食，均匀地减轻体重直至达到理想体重，并且一直保持下去。

你能持之以恒地进行运动锻炼吗？

人们常说：生命在于运动。但是到日常生活中，真的能做到持之以恒地运动又谈何容易。真正做到锻炼身体，首先要有坚强的意志力，有一种迫切的愿望要锻炼自己的身体，让自己健康、长寿、远离疾病的痛苦。在每次打退堂鼓的时候，每次在为自己不坚持锻炼寻找的理由的时候，都要想到自己设定的目标，拿出毅力来，给自己鼓励、加油。久而久之，慢慢运动就成为了一种习惯，成为你生命中不可或缺的一部分，哪一天因为客观原因不能例行运动计划，觉得不舒服、不自然，这才是真正的持之以恒的运动。

而已经患了痛风的患者，还需要进行运动锻炼吗？答案是肯定的。但是在开始运动前，痛风患者应求教于自己的专科医生，检查肾功能、血糖、肺功能、心功能、心电图、血压及眼底等全面了解自己的病情。如果没有严重的心、肺、肾功能障碍或眼底出血等病史，就可以开始运动锻炼。最好选择简便易行、本人又感兴趣的运动方式，如散步、广播操、太极拳、打球、游泳、跑步等。运动量也需根据自身条件逐渐增加，开始体育锻炼时，应先从轻度活动量开始，不妨碍平时的生活规律，随着体力的增强而逐渐增加活动量。运动应穿着合适的衣服和鞋子，防止身体暴晒、中暑或着凉。遇到严寒的气候时，穿薄的多层服装，多层衣服比单层具有较强的保热性能，而且在运动感到热时可随时脱下外层衣服。遇到炎热的气候时，可穿些棉织品，它能吸收并蒸发汗水，从而保持正常体温。每日锻炼1~3次，每次15~30分钟比较合适，不要过度劳累。当痛风发作时应停止体育锻炼，即使是比较轻微的关节炎发作也宜暂时中止锻炼，直到完全恢复后再考虑重新开始锻炼。

总之，运动是人类有益的朋友，是每日生活中不可缺少的内容，要把它当作一种享受，切忌三天打鱼，两天晒网。间断而无规律的体育锻炼决不会收到预期的效果。实际上只要坚持锻炼，过一段时间就会感到健康状况、精神状态有了改善，也就会养成每天锻炼的习惯了。要有信心、有恒心，方能生效。

你留心过你的体重变化吗？

现代社会生活节奏加快，工作学习压力紧迫，很多人对自己的身体很大意。医生在临床工作中经常会问患者这样的问题：你现在的体重是多少？而得到最多的答案是：好久没称体重了，有称吗？我去称一下。或者是：我半年前或几年前是多少斤，现在不知道。还有的是：体重我从来不关心，不过近期有朋友说我胖了。能准确无误地告诉医生自己体重是多少斤的真是少之又少。事实上，体重是健康与否的一个简单、常用的基本指标，过重或者过轻都是不健康的标志。

测量自己的体重也是很有学问的。首先测量体重应在相同条件下进行，如每月的相同时间，清晨排完大小便后的空腹状态，穿相同的内衣裤，用同一标准体重计。此外，测量体重应在安静状态下进行；测量前不应做跑步、负重等消耗热能较大的运动。有发热、腹泻、胃病发作影响进食及其他疾病状态时，暂停测量体重，等完全康复后再恢复测量与观察。每次测量体重后要做好记录以利于前后比较。

测量体重的目的是要将自己的体重保持在理想体重范围内。在标准体重条件下，人体的代谢和生理活动，尤其是心脏血管功能将处于最佳状态，一些慢性病的发生率，例如高血压、糖尿病、动脉硬化、骨关节病以及痛风等明显低于肥胖者。当然，明显低于标准体重也不可取。过瘦的人脂肪贮存较少，抗寒、耐饥、抗病耗损的能力较差。所以，每个健康人，都应关心自己的体重，尽可能使其保持在标准允许范围内，痛风患者更应如此。首先应知道自己的标准体重应当是多少。标准体重可以通过下列计算方法简单估计：

男性标准体重（kg）=［身高（cm）−105］×0.9

女性标准体重（kg）=［身高（cm）−100］×0.85

将自己的实际体重与标准体重比较，判断自己的体重是否理想。

实际体重高于标准体重者，可按下述公式计算：

超重（%）=（实测体重－标准体重）/标准体重（上限）×100%

凡超出标准体重5%者，为超重；超出标准体重10%者，为轻度肥胖症；超出标准体重20%者，为中度肥胖症；超出标准体重30%者，为重度肥胖症。

反过来，实际体重低于标准体重者，可按下述公式计算：

消瘦（%）=（标准体重－实测体重）/标准体重（下限）×100%

凡低于标准体重20%者，称为消瘦。

这样一算，相信很多人会落在超重或肥胖之列，然后就想着如何尽快减肥，在这里，也要提醒一句，减肥也要循序渐进，不可操之过急。如果体重短期内迅速下降，脂肪、蛋白质等组织分解过快可引起血酮体及乳酸浓度增加，从而抑制尿酸排泄而诱发痛风的急性发作，这样非但没有达到减肥目的，反而加重了病情，适得其反。

你会定期测量血压吗？

高血压病与痛风互为因果，互相促进。血尿酸水平与血压水平成正比，即随着血尿酸水平升高，高血压危险性增加。高血压本身可引起肾功能减退，进而影响肾排泄尿酸的功能，促使高尿酸血症加重。痛风中晚期，肾结石造成的肾脏损害可引发肾性高血压。但为数不少的无痛风性肾脏病变的痛风患者也可伴发高血压病，其发生率可高达50%以上。据统计，20%~50%的痛风患者有高血压，通常在急性痛风性关节炎发作后血压开始升高。高血压患者中约30%有高尿酸血症。

所以，关心自己的血压，定期测量自己的血压非常重要。

你会定期检查血尿酸、血糖、血脂、胰岛素和肾功能吗？

近年来各种健康检查、居民体检中，基本都已经开设了血尿酸、血糖、血脂、胰岛素及肾功能的检测。而更多的中青年人也越来越关心以上这些指标。

临床上，当血尿酸水平超过390μmol/L，可诊断为高尿酸血症。值得注意的是，血尿酸水平达420μmol/L时为饱和状态，此时血尿酸极易在组织内沉积而导致痛风。因此对痛风患者而言，血尿酸水平超过420μmol/L有诊断价值。但从治疗角度考虑，血尿酸降至420μmol/L可能依然不十分理想，而应降至正常人群的平均水平，即300μmol/L左右。只有当血尿酸长期处于较低的水平，组织中大量沉积的尿酸才会不断被释放出来，进入血液，并通过肾脏排出体外，从根本上防止痛风再次发作。

在健康体检中，很多人往往只检查空腹静脉血糖，看到此项指标在正常范围内就很高兴，觉得自己的血糖没问题，甚至有的人用家庭血糖仪通过微量法简单检测了一下手指，觉得自己血糖正常，殊不知危机就隐藏在里面。临床上诊断糖尿病，会看空腹血糖，但是也注重餐后血糖，有的时候需要做糖耐量试验才能诊断。所谓糖耐量试验，就是先空腹抽静脉血化验血糖，然后将75g葡萄糖粉溶化在200~250ml的温水里，5分钟之内喝完，从喝第一口糖水的时候计算，1小时和2小时后再次静脉抽血化验血糖。有的时候在化验血糖的同时，还要测血清胰岛素水平，以了解体内自身胰岛素产生水平，评价胰岛功能。所以，我们要关心的绝对不仅仅是空腹血糖，还要注意餐后血糖。因为糖尿病、高胰岛素血症与高尿酸、痛风是密切相关的。

平时，人们很容易把血脂和血黏度混淆在一起，甚至有些人只关心自己的血黏度，觉得血脂偏高一点没关系。其实血黏度是一个比较宽泛的概念，它受到血液中间所有能够影响血液物理性状（黏稠度）的物质成分的影响，只有把这些物质成分，或者代谢性指标都控制在正常范围内，血黏度才能够正常。血脂是这些物质成分中的一部分，但血脂并不是一个单一的指标，存在一个较复杂的血脂谱，包括了血浆或血清中所含的各种脂类物质，主要为：①胆固醇，约占血浆总脂的1/3；②甘油三酯，约占血浆总脂的1/4；③磷脂，约占血浆总脂的1/3，主要有卵磷脂、脑磷脂、丝氨酸磷脂、神经磷脂等，其中70%~80%是卵磷脂。④游离脂肪酸，占血浆总脂的5%~10%，它是机体能量的主要来源。脂类本身不溶于水，它们必须与蛋白质结合形成脂蛋白才能以溶解的形式存在于血浆中，并随血流到达全身各处。在正常情况下，超速离心法可将血浆脂蛋白分为乳糜微粒、极低密度脂蛋白、低密度脂蛋白及高密度脂蛋白4种。区带电泳法也可相应地把血浆脂蛋白分为乳糜微粒、前β、β及α脂蛋白4种。所以如果我们在医院化验了一套血脂，我们拿到的化验单不是简单的一项或两项指标，而是很多指标，所以不要小看血脂，里面学问也很大。而且，高脂血症与高尿酸、痛风常常是共同存在的。

一提起肾功能，人们往往很谨慎，因为大家都知道如果肾脏不好意味着什么。但是要提醒大家的是平时血液检查的肾功能主要是肌酐、尿素、尿酸等值，事实上，如果等血液肌酐值超出正常范围时，往往肾小球已经被破坏了50%以上了。所以关心自己的肾，定期随访肾功能的同时，还要定期复查肾脏彩超等影像学检查以及尿蛋白情况。由于痛风患者容易并发肾脏损伤，密切注意肾功能的变化，早期发现这种并发症是极其重要的。

你相信那些所谓的“广告宣传”吗？

如今“花钱买健康，送礼送健康”已经成为时尚。但是面对琳琅满目的药品及保健品，我们应该根据什么来选择呢？大多数人都不具备足够的医学知识来判断何种药品或保健品适合自己，于是广告宣传就如雨后春笋一样冒出来，电视、报纸、杂志、信函，就连围墙、街边电线杆、厕所内墙壁上也随处可见，治疗范围小到青春痘，大到癌症、艾滋病，无所不能，有的更是标榜自己“疗效最佳”“包治百病”“药到病除”。还有很多广告已经不能满足于文字表达，请明星代言产品，甚至编造出患者来信或现身说法的谎言来做广告。

目前科学的发展，许多疾病的诊断治疗手段已经有了巨大的发展。但是，这些诊疗手段依然只是很好地控制疾病，尚不能够治愈疾病，为了不使疾病发展，患者只能长期不断地进行治疗。我们经常遇到一些不法商人，在推销他的产品（通常只是保健品）时，说得天花乱坠，可以根治百病。例如某广告说“祖传秘方根治糖尿病”，稍有医学知识的人都知道，糖尿病是终身疾病，目前仍是医学难题，有待进一步研究，糖尿病的治疗只能控制血糖，不能“断根”。但是这个所谓的秘方是什么呢？原来有些不法行医者在所谓的“秘方药丸”中加入了价格低廉的已经接近淘汰的西药，然后高价出售。许多患者在吃了这种药的早期，血糖可能快速下降，心里很高兴，觉得糖尿病被治好了，于是不再去医院进行正规的治疗和监测血糖，等到发现问题的时候往往已经到了疾病的晚期，甚至有的患者在服用秘方后出现低血糖昏迷，送至医院急诊。

痛风也是一个目前医学尚不能够治愈的疾病，难免会有人利用患者急于求成的心理，挂羊头，卖狗肉。所以面对广告宣传，我们应该擦亮眼睛，认清里面夸大、虚假的内容，坚决不动摇。购买非处方药品时，首先要看该药外包装有无批准文号，再详细看其说明书，包括适应证、禁忌证、注意事项、可能出现的不良反应，以及药品的有效期等。如果药品没有上述内容，特别是无批准文号的，一定不要购买。特别提醒：所有的处方药，请不要擅自购买，一定要到正规医院在医生的指导下购买和使用。

你接受那些广告宣传中介绍的能够“根治”痛风的药物吗？

得了痛风，有的患者平时不发作的时候觉得自己没病，不定时去医院复查尿酸，平时也不服药。等到每次发作了才想起来去医院看病，这样反复几次下来，病情越拖越重，患者的心情也越来越糟。这个时候突然在某处看到或者听一些人讲起某药可以“根治痛风”，“保证一个疗程见效，三个疗程巩固，永不反弹”之类的宣传，有些患者就熬不住了，所谓“病急乱投医”，不管再贵的价钱，自己只想试一下，说不定真的能根治。还有的人想，反正没有副作用，就算是治不好痛风，也不会对身体有什么坏处。其实这样的想法大错特错。首先，我们患了痛风，就应该到正规医院的专科就诊，进行系统化的治疗，切忌迷信一些广告所说的“根治痛风”之类的话语，也不要真的相信“这些是中药，即使不能根治痛风，对身体也没有坏处”的谎言。很多中药或保健品成分不明，你搞不清楚这里面是否添加了不利于身体的东西，所以请广大痛风患者在广告面前一定要保持清醒的头脑，随他怎么吹嘘夸大，还是要坚信医生说的话，坚持正规的治疗，也只有这样，才能对自己的身体负责。

痛风患者怎样才能做到早发现、早治疗、早达标呢？

早期发现痛风最简单而有效的方法，就是及时检测血尿酸浓度。如果对人群进行大规模的血尿酸普查，可及时发现高尿酸血症，这对早期发现和及早治疗痛风有十分重要的意义。目前尚无条件进行大规模血尿酸检测，有以下情况者需常规检测血尿酸值：

（1）年龄在50岁以上。

（2）肥胖的中年男性，尤其是长期嗜好鱼肉、烟酒的中年人。

（3）绝经期女性。

（4）已患有高血压、动脉硬化、冠心病、脑血管病（如脑梗死、脑出血）、糖尿病的患者。

（5）原因未明的关节炎，尤其是中年以上且反复发作的患者，尤其是累及远端关节者。

（6）泌尿系统结石患者，尤其是多发性肾结石及双侧肾结石患者。

（7）有痛风家族史的人。

但凡有以上情况之一的人，应该主动到医院进行尿酸及痛风方面的有关检查。如果首次检查血尿酸正常，也不能轻易排除痛风及高尿酸血症的可能性，以后应定期复查，至少应每年健康检查一次。只有这样，才可使痛风的早期发现率大大提高。

有5%~12%的高尿酸血症患者最终发展为痛风，所以一旦确定尿酸水平高于正常，需尽快开始降尿酸治疗。降尿酸治疗的方法根据发病原因和尿酸水平有所不同，有的只需控制饮食就可控制尿酸在正常范围内，有的需要加用药物治疗，总之治疗的目的是将尿酸水平早日达标，一般是正常人群的平均水平以下，即360μmol/L以下。

如果直系亲属患有痛风，你要注意什么呢？

目前研究发现痛风是一种先天性代谢缺陷性疾病，10%~25%的痛风患者有阳性家族史，痛风患者的近亲中，有10%~25%有高尿酸血症。痛风遗传缺陷的本质和其他遗传性疾病一样，主要是基因突变。由于控制尿酸生成过程中的一些酶的基因发生了突变，从而导致尿酸生成增多，产生痛风。

痛风的遗传方式一般是常染色体显性遗传或常染色体隐性遗传，部分则为性染色体遗传（即X染色体遗传）。常染色体显性遗传的特点是：①如果父母一方患病，子女中患该病的概率占40%左右，有时可达到50%。如果父母皆有痛风，则子女的患病率可高达75%；②男女皆有患该病的机会。例如父亲患有痛风，母亲正常，他们有四个子女，则有可能其中两个也患痛风，如果只有一个子女，则这个独生子女有可能发生痛风，但也可能正常；如果父母皆患痛风，则这四个子女可能有三个也患痛风，而独生子女则有极大的可能患痛风。常染色体隐性遗传的特点是：①疾病是隔代遗传；②男女皆有患该病的机会。例如父母双方都带有导致痛风的突变基因，但父母不一定患痛风，但他们的孙辈中可能患痛风，孙子或孙女皆可患痛风。性染色体遗传的特点是：①突变基因位于性染色体的X染色体上。我们知道人的性染色体只有两个，在男性为XY，在女性为XX。由于男性只有一个X染色体，如果带有突变基因，则易于表现出来，而女性有两个X染色体，必须两个染色体上均带有突变基因，才能表现，但这种机会是极罕见的，故在家系中患病的主要是男性。②多为隔代遗传。了解痛风的遗传学特点和遗传方式，对于预测后代的患病机会，及早发现痛风有一定的帮助。

痛风虽然与遗传有密切的关系，但后天性的因素对促使痛风的发生有重要影响。这些后天因素中最重要的就是饮食习惯和体育锻炼。先天遗传纵然无法改变，但后天因素则完全可通过个人的努力予以改变。如果你的直系亲属中有痛风或高尿酸血症患者，那么你和其他的直系亲戚都应该定期到医院复查血尿酸情况。

你在清晨进行运动锻炼吗？

我们一直在强调体育锻炼的重要性，那么痛风患者如何选择体育锻炼的时间呢？很多人喜欢在清晨起床后立即去锻炼，这种选择有欠妥当。理由如下：①清晨的空气可能并不新鲜，清晨空气中二氧化碳的含量比下午要高，这是因为夜间没有阳光，植物的光合作用停止，放出较多的二氧化碳。此外，由于夜间缺乏太阳能的辐射与紫外线的照射，至清晨太阳出来之前空气中的有害物质及病原微生物密度较高，对人体十分不利。②清晨起床时人体的肌肉、关节及内脏功能均处于松弛低下状态，对体育锻炼尚不能适应，容易造成急慢性损伤。③清晨起床时人体血液黏度最高，加上锻炼时出汗引起水分消耗，血液更为黏稠，容易造成血管堵塞而突发心脏意外或脑中风。痛风患者中老年人占很大的比例，伴发心血管病的概率较高，在清晨锻炼更有一定的危险性。

有科学研究发现，在城市里面，其实在上午10点与下午的3点左右是空气最洁净的两个时间点，而原来以为合适锻炼的早晨和黄昏是污染最严重的两个时刻，此时段的污染指数要高于一般水平的2~3倍。

那么，什么时间锻炼是比较适宜的呢？要结合当时当地的气候、患者的工作种类、城区郊区的区别等，具体问题具体分析，选择一个最适合自己锻炼的时间段。一般来说，锻炼的最佳时间是在午睡后至晚饭前这一段时间。下午空气相对新鲜，人体内脏的功能活动及血液循环均已经处于稳定状态，对体育锻炼有良好的适应能力与耐受性。

你在饭后进行运动锻炼吗？

如果你是在早饭或午饭后开始锻炼，那么最好在饭后1小时左右开始。人体进食后，大量血液集中在胃肠道，而运动又增加了肌肉对血液的需求，如果在饭后立即开始体育锻炼，程度轻的容易引起疲劳感、肌肉酸痛不适、消化不良、心脑供血不足等，程度严重的还容易引发心脑血管意外。

值得一提的是，如果是痛风合并糖尿病患者，尤其是已经接受降血糖药物治疗的患者，不适宜在胰岛素作用的高峰时间，例如上午11点钟时进行体育锻炼。如果参加体育锻炼，必须掌握好临时加餐的方法，以防止低血糖反应。如果注射胰岛素治疗，在注射胰岛素后及吃饭以前也要避免体育活动，防止发生低血糖。

痛风患者应该选择什么样的体育运动？

根据身体状况选择合适的体育锻炼项目，确定合适的体育运动。所谓合适的运动，主要是指有氧代谢运动。这种运动能增强人体吸入、输送与使用氧气的能力，它强度低，有节奏，不中断，持续时间较长，对技巧要求不高。它能够帮助控制高血压，增加血液总量，增强心肺功能，消耗体内多余能量，防止体内脂肪堆积及血管硬化，增加骨密度，防止骨质疏松，还能改善心理状态，缓解生活中的各种压力。这些项目有散步、快步走、骑自行车、桌球、打网球、打太极拳、做广播体操、跳健身舞等项目，可根据个人具体情况选择。而竞技性强、运动剧烈、消耗体力过多的项目，如快跑、足球、篮球、滑冰、登山等，皆不适宜。锻炼场所，最好选在居住条件较好的小区内、公园中，以及田野、河畔、山边、湖旁等处。这些地方车少，而草木较多，环境优美，空气新鲜。

散步是一种全身性的运动，可以活动四肢肌肉，也可以增加心肺功能。一般来说，散步的运动量不是很大，痛风患者只要没有严重的急性并发症，都可以选择散步作为恢复健康的一种体育锻炼方式。散步时要规划一个行走的路线，要估计路程的长度，要有适当的休息地点，以便掌握和控制活动量。每次散步持续的时间应该根据患者自己的病情、体质状况等确定，通常最短不少于15分钟，最长不超过1小时，一般在20~30分钟比较适宜。散步的速度，也就是步伐的快慢也应该因人而异。如果年龄较轻，体质较好，可以走得快一些，速度可以达到每分钟110~115步，甚至可以达到每分钟120~125步。反之，如果年龄相对较大，平时少运动，体质又比较差，开始从事散步运动时需要走得慢一点，以后随着体质的增强，可以逐渐加快散步的步伐。

慢跑比起散步而言，运动量较大。与散步不同的是，慢跑时下肢的负荷更大，肌肉所做的功更多。以这种慢速度进行较长距离的跑步，可以显著地促进血液循环，增加肺排气量和氧气的吸入量，从而有效改善有氧代谢，增强体质，改善健康。与散步时一样，慢跑所经过路线的地面应该平整。慢跑前要有一定的准备，例如要有合适的运动鞋和衣裤。开始的几天中，速度应该慢一点，持续的时间应该短一些，让身体有一个适应的过程。随着时间的推移，可以逐渐增加慢跑的速度以及每次持续的时间。但依然以能够耐受为度，每次慢跑结束后不要气喘吁吁，满头大汗。事实上，跑步是一种体力消耗较大的运动。对于年龄较大，体质较差，平时又不太运动的患者，可能不太合适。即使是年纪轻，一般健康情况相对较好的患者，在从事慢跑运动时，也应该注意循序渐进。

太极拳动作柔软流畅，对体力要求不大，是一种具有中国特色的体育运动方式。打太极拳时，要求呼吸深长自然，气沉丹田，心情平静，心无杂念。在环境幽静的树丛边、草坪上进行这种保健拳，可以增加呼吸功能，改善血液循环，可以保持情绪稳定。痛风患者长期练习，可以增强体质，促进健康，有利于疾病控制。

由于每个人的基本情况不同，所能够接受的运动量也不一样。衡量运动量是否合适的标准，有多种方法。其中一种比较简单的方法是按运动后的最高心率（脉搏）的60%~85%来计算，其计算的公式是：

男子最高心率（次/分）=205-年龄/2

女子最高心率（次/分）=220-年龄/2

例如一个50岁的男性，最高心率（脉搏）为205-50/2=180次/分，运动时如能使心率（脉搏）保持在180次/分的60%~85%，即为108次/分~153次/分，就算是合适的运动。达到以上心率范围只保证了运动的“质”，我们还须保证运动的“量”，每星期3~5次，每次20~30分钟。

痛风伴有以下情况者，宜减少运动量：病情较重、关节炎较明显的患者，中度以上痛风性肾病患者，痛风伴中、重度高血压的患者。在急性痛风性关节炎发作的时候，则应该安静休息，避免运动。

不管哪项运动，均应注意防护，避免发生损伤。应循序渐进，先从轻活动量开始，随着体力增强，身体逐渐适应，再增加活动量。切不可过度，致使体内乳酸产生增加，抑制肾脏排泄尿酸，反诱发痛风发作。一旦痛风发作，及时停止运动，待症状完全消退再恢复锻炼。

什么是食物中的热量？

人体不论生理活动、体育活动还是劳动都在消耗能量，这些能量是人体从食物中获得的，包括碳水化合物、脂肪、蛋白质，这三类营养素又称为产能营养素。营养学中用“千卡”（kcal）作为热量的单位。人体内的产能营养素包括碳水化合物、脂肪、蛋白质、酒精、有机酸，当它们被吸收入体内后，产热系数分别为4、9、4、7、2.4。

要计算每天摄入食物中所含的热量，首先要知道其中产能营养素的重量，然后乘以各自的产热条数，可利用以下公式计算：

热量（kcal）=碳水化合物克数 ×4+蛋白质克数 ×4+脂肪克数 ×9+酒精克数 ×7+有机酸克数 ×2.4

热量的消耗包括几个部分：其中第一部分是基础代谢，占人体总热量消耗的65%~70%。影响基础代谢的主要因素有体表面积、年龄、性别、内分泌等。第二部分是体力活动，占总热量消耗的15%~30%。第三部分是食物特殊动力即食物的热效应，占比为5%~10%。这三者的比例大致是固定的。儿童和孕妇所消耗的能量还包括了第四部分，即生长发育需要的能量。如果热能供给过多，多余的热量就会变成脂肪贮存起来。

每人每天热量总摄取量不宜少于1200kcal，并且要广泛摄取各种食物，避免因贪食而增加饮食，避免碳酸类饮料。口味要清淡，过多的盐分会使水分滞留在身体内。增加饮食中的纤维量，可获充分的饱足感。

不同生活工作的人每天需要多少热量？

人每日热量的需要量是根据他所从事体力劳动的强度来计算的，如果是从事轻体力劳动，每日每千克标准体重所需热量为20kcal~30kcal；如果从事中等体力劳动，每日每千克标准体重所需热量为30kcal~35kcal；如果从事重体力劳动，每日每千克标准体重所需热量为35kcal。

那么，体力劳动的强度又是如何区分的呢？工作以坐着的为主，如办公室工作、组装和修理收音机与钟表等工作，为极轻体力劳动；以站着或少量走动为主的工作，如商店售货员、一般化学实验操作、教员讲课等为轻体力劳动强度；学生的日常活动、机动车的驾驶、电工安装、金工切削等为中体力劳动；而重度体力劳动为非机械化的农业劳动、炼钢、舞蹈、体育运动等；非机械化的装卸、伐木、采矿、砸石等则为极重体力劳动。根据以上分类，就可计算出每天需要摄取的热量，即：

每天需要热量（kcal）=标准体重（kg）× 不同劳动强度时所需的热卡数

需要注意的是，由于人有胖瘦不同，体重是按照标准体重，而不是实际的体重进行计算。计算标准体重的方法有几种，其中以下面较简单的公式比较常用：

标准体重（kg）= 身高（cm）−105

如何计算和安排一天中的食物热量？

痛风患者合理安排每天的热量是很重要的。通常将每日所需热量的总量在三餐中进行分配，分配比例一般为：早餐占20%（1/5），午餐占40%（2/5），晚餐占40%（2/5）。

例如：某痛风患者，45岁，从事商店售货员工作，身高161cm，体重为60kg。则标准体重为：161–105为56kg，按轻体力劳动每天每千克体重需25kcal热量计算，得出每日所需热量为：25×56=1400（kcal）。

按碳水化合物提供的热量占总热量的60%计算，每克碳水化合物提供4kcal热量，则全天碳水化合物需要量为：（1400×60%）/4为210g。按脂肪提供的热量占总热量的25%计算，每克脂肪提供9kcal热量，则全日脂肪需要量为：（1400×25%）/9，约为39g。按蛋白质提供的热量占总热量的15%计算，每克蛋白质提供4kcal热量，则全天蛋白质需要量为：（1400×15%）/4，约为53g，因此，该患者全天的三大营养素需要量为：碳水化合物210g，脂肪39g，蛋白质53g。

需要注意的是，这里计算出来的碳水化合物、蛋白质等营养物质，指的是“干重”，而平时我们吃的食物的重量，则指的是“湿重”，二者重量的概念并不完全一致。例如100g（二两）大米只能够按其重量的80%来计算，即碳水化合物的重量只有80g，不到二两了。又如，100g的牛肉或者鸡蛋，大约只能够算为有10g的蛋白质了。

什么是食品交换方法？

如果让您一日三餐、365天都吃同样的食物，那么即使是山珍海味，您也很快就会感到厌倦的。为了解决这个问题，人们发明了食品交换方法。所谓食品交换方法，就是为了方便食物之间的等值互换。我们把每日常用的食物按照来源、营养成分构成等特点，大致分为谷类、蔬菜类、水果类、鱼肉蛋类（包括蛋白类及豆制品）、奶类及油脂类，按照其每日常用的习惯用量，计算每一类食物大致的营养成分，如蛋白质、脂肪、碳水化合物，然后再将每类食物中的具体食物算出等值（营养成分等值）的使用量。有了食品交换表，我们可以自由地根据表中提供的交换数据进行比较和选择。

对于痛风患者来说，患者可以根据自己平时的饮食喜好、血脂、血压等身体情况选择适合自己的食物，这样不仅可以吃得多样化、符合口味，而且还吃得健康。也许有的人会说，吃个饭吃个菜还这么麻烦。其实我们都应该知道很多疾病首先考虑的治疗方式是饮食治疗，尤其像痛风、糖尿病、高脂血症、高血压等与饮食密切相关的代谢性疾病。而我们如何进行饮食治疗呢，并不是像很多人自以为然的那样，觉得自己“少吃点”就行了，确实很多疾病我们不能吃多，但是在不吃多的同时，我们更要吃得够，吃得恰到好处，而且还不讨厌所吃的东西，这也是一种学问。因此饮食也是一种治疗疾病的方式，我们在吃饭的时候就可以治疗疾病，又何乐而不为呢?

各类食物交换表如下（表1~表8）:

表1　食品交换份表

类别	每份重量（g）	热量（kcal）	蛋白质（g）	脂肪（g）	碳水化合物（g）	主要营养素
谷薯类	25	90	2.0	—	20.0	碳水化合物、膳食纤维
蔬菜类	500	90	5.0	—	17.0	无机盐、维生素、膳食纤维
水果类	200	90	1.0	—	21.0	
大豆类	25	90	9.0	4.0	4.0	蛋白质
奶类	160	90	5.0	5.0	6.0	
鱼肉蛋类	50	90	9.0	6.0	—	
坚果类	15	90	4.0	7.0	2.0	脂肪
油脂类	10	90	—	10.0	—	

表2　等值谷薯类食物交换表

食物	重量（g）
大米、小米、糯米、薏米	25
高粱米、玉米渣	25
面粉、米粉、玉米面	25
混合面	25

续表

食物	重量（g）
燕麦片、莜麦面	25
荞麦面、苦荞面	25
各种挂面、龙须面	25
通心粉	25
绿豆、红豆、芸豆、干豌豆	25
干粉条、干莲子	25
油条、烧饼、馒头	35
咸面包、窝窝头	35
生面条、芋艿面条	35
马铃薯	100
湿粉皮	150
鲜玉米（带棒心）	200

注：每份谷薯类食物提供蛋白质2g，碳水化合物20g，热量90kcal。

表3　等值蔬菜类食物交换表

食物	重量（g）
大白菜、菠菜、油菜	500
韭菜、茴香、莴苣	500
芹菜、莴笋	500
西葫芦、西红柿、冬瓜、苦瓜	500
黄瓜、茄子、丝瓜	500
芥蓝、塌棵菜、瓢儿菜	500
绿豆芽、鲜蘑菇、水浸海带	500
萝卜、青椒、茭白、冬笋	400
南瓜、菜花	350
扁豆、洋葱、蒜苗	250
胡萝卜	200
山药、荸荠、藕、凉薯	150
慈姑、百合、芋头	100
毛豆、鲜荷兰豆	70

注：每份蔬菜提供蛋白质5g、碳水化合物17g、热量90kcal。

表4 等值鱼肉蛋类食物交换表

食物	重量（g）
熟火腿、香肠	20
肥瘦猪肉	25
叉烧肉（无糖）、午餐肉	35
熟酱牛肉、熟酱鸭、大肉肠	35
瘦猪、牛、羊肉	50
带骨排骨	50
鸭肉	50
鹅肉	50
兔肉	100
蟹肉、水浸鱿鱼	100
鸡蛋粉	15
鸡蛋（一大个，带壳）	60
鸭蛋、松花蛋（一大个，带壳）	60
鹌鹑蛋（6个，带壳）	60
鸡蛋清	150
带鱼	80
草鱼、鲤鱼、甲鱼、比目鱼	80
大黄鱼、鳝鱼、鲫鱼	80
水浸海参	350

注：每份鱼肉蛋类食物供蛋白质9g、脂肪6g、热量90kcal。

表5　等值大豆类食物交换表

食物	重量（g）
腐竹	20
大豆、大豆粉	25
豆腐丝、豆腐干	50
北豆腐	100
南豆腐（嫩豆腐）	150
豆浆（黄豆重量1份加水重量8份磨浆）	400

注：每份大豆类食物提供蛋白质9g、脂肪4g、碳水化合物4g、热量90kcal。

表6　等值奶类食物交换表

食物	重量（g）
奶粉	20
脱脂奶粉、乳酪	25
牛奶、羊奶	160
无糖酸奶	130

注：每份奶类食物提供蛋白质5g、脂肪5g、碳水化合物6g、热量90kcal。

表7　等值水果类食物交换表

食物	重量（g）
柿、香蕉、荔枝	150
梨、桃、苹果	200
柚子、橘子、橙	200
猕猴桃	200
李子、杏子、葡萄	200
草莓	300
西瓜	500

注：每份水果类食物提供蛋白质1g、碳水化合物21g，热量90kcal。

表8 等值油脂类食物交换表

食物	重量（g）
花生油、香油	10
玉米油、菜籽油	10
豆油、红花油	10
猪油、牛油	10
羊油、黄油	10

注：每份油脂类食物提供脂肪10g、热量90kcal。

痛风患者怎样计算所需的食物？

我们了解了食物交换表，但是怎样计算我们需要什么食物，需要多少食物呢？首先根据食物成分交换表，我们可以知道：1交换单位蔬菜（500g），可提供碳水化合物17g、蛋白质5g、热量90kcal；1交换单位牛奶（160g），可提供碳水化合物6g、蛋白质5g、脂肪5g、热量90kcal；1交换单位谷薯类食物（25g），可提供碳水化合物20g、蛋白质2g、热量90kcal；1交换单位鱼肉蛋类食物（50g），可提供脂肪6g、蛋白质9g、热量90kcal；1交换单位油脂类食物（10g），可提供脂肪10g、热量90kcal。

现以一位痛风患者为例，已算出其全日营养素的需要量为：碳水化合物210g，脂肪39g，蛋白质53g。那么该患者每日的食谱构成除固定食谱中牛奶250g（约一杯，可提供碳水化合物9g、蛋白质7.5g、脂肪7.5g、热量135kcal），蔬菜500g外，其他的食物计算如下：

（1）首先计算谷薯类食物需要量

已经由蔬菜、牛奶提供碳水化合物量：

$$17+9=26\ (g)$$

还需要由谷薯类食物提供碳水化合物量：

$$210-26=184\ (g)$$

这相当于几个交换单位谷薯类食物呢？（1交换单位谷薯类食物可供碳

水化合物20g）

$$184 \div 20 \approx 9 \text{个交换单位}$$

所需谷薯类食物量（1交换单位谷薯类食物的重量25g）：

$$9 \times 25=225 \text{（g）}$$

（2）计算鱼肉蛋类食物需要量

已经由蔬菜、牛奶、谷薯类提供蛋白质的量：

$$5+7.5+9 \times 2=30.5 \text{（g）}$$

还需要由鱼肉蛋类提供蛋白质的量：

$$53-30.5=22.5 \text{（g）}$$

相当于几个交换单位的鱼肉蛋类食物？（1交换单位鱼肉类食物可供蛋白质9g）

$$22.5 \div 9=2.5 \text{个交换单位}$$

所需鱼肉蛋类食物量（1交换单位鱼肉蛋类食物的重量为蛋60g或肉50g或鱼80g）：

蛋：$2.5 \times 60=150$（g）

或肉：$2.5 \times 50=125$（g）

或鱼：$2.5 \times 80=200$（g）

（3）计算油脂类食物需要量

已经由牛奶、蛋类提供脂肪的量：

$$7.5+2.2 \times 6=20.7$$

还需要由油脂类提供脂肪的量：

$$39-20.7=18.3 \text{（g）}$$

相当于几个交换单位的油脂类食物？（脂类食物提供脂肪10g）

$$18.3 \div 10=1.8 \text{个交换单位}$$

所需油脂类食物量（1交换单位油脂类食物的重量10g）：

$$1.8 \times 10=18 \text{（g）}$$

（4）全日所需食物量

蔬菜　　　1交换单位　500g

牛奶　　　1.5交换单位　250g

谷薯类　　9交换单位　225g

鱼肉蛋类　2.5交换单位　150g蛋或125g肉或200g鱼

食油　　　1.8交换单位　18g

此食谱是全天的食谱，只是一个例子而已，我们可以根据不同的需要进行调节，如双休日的活动量较工作日下降，可以适当减少总热量的摄入。若遇到特殊日子，活动量增加，还可以增加总热量。另外，如上所述，一般全天的食谱在三餐中的分配比例为：早餐占20%（1/5），午餐占40%（2/5），晚餐占40%（2/5），然而日常生活中常常需要做出一定的调整，比如一天吃四餐或五餐，此时我们就可将午餐和或晚餐分餐，但是一定要注意，可以多餐进食并不意味着可以多进热量，无特殊情况下每日总热量应始终保持不变。

哪些食物中含有较多的糖（碳水化合物）？

生活中大家都听说过碳水化合物这个名词，也知道膳食结构中不能缺乏碳水化合物，但是碳水化合物究竟有哪些生理作用呢？哪些食物中含碳水化合物较多呢？

顾名思义，碳水化合物，是由碳、氢、氧三种元素组成的有机化合物。由于它所含的氢、氧的比例为2∶1，与水（H_2O）相同，故称之为碳水化合物。碳水化合物包括单糖、双糖以及多糖，其中单糖包括葡萄糖、果糖、半乳糖，双糖包括蔗糖、乳糖、麦芽糖，多糖包括淀粉、糖原、膳食纤维，膳食纤维有可溶性纤维与不可溶性纤维。

碳水化合物的来源主要为谷薯类：小麦、水稻、燕麦、高粱、玉米、面粉、面包、面条、马铃薯、魔芋、绿豆、红豆、荷兰豆、莲子等。水果类有甘蔗、甜瓜、西瓜、香蕉、葡萄等，蔬菜类如胡萝卜、番薯等。

进食碳水化合物对人体有什么作用？

碳水化合物是提供热量的主要来源，每克碳水化合物彻底氧化可提供4kcal热量。我们都知道人的一切生命活动都离不开能量，而碳水化合物是三大产能营养素中最主要最廉价的能量来源。更为重要的是，大脑工作时所需的唯一直接来源，是一种叫“葡萄糖”（碳水化合物中的一种）的物质，这是其他营养素无法替代的。除了大脑外，血细胞、皮肤、睾丸等组织都是以葡萄糖为能源的。碳水化合物也是构成机体组织的重要物质，如RNA中的核糖，DNA中的脱氧核糖，结缔组织、玻璃体、血管等组织中丰富的蛋白多糖，存在于神经组织中的糖脂（脑苷脂）等。碳水化合物还能调节脂肪酸、氨基酸代谢，帮助脂肪在体内燃烧，帮助人体本身蛋白质在体内的合成，参与肝脏的解毒功能，除此以外，它还有一项很重要的生理功能，它能提供膳食纤维，能促进消化道的运动，防止便秘，预防肠道肿瘤的发生。

哪些食物中含有较多的蛋白质？

供给人体蛋白质的食物分植物性与动物性食物两大类。含动物性蛋白质的主要有肉类，包括畜类、禽类、鱼类、鲜奶类和蛋类。含有植物性蛋白质的食物主要有豆类、豆制品，其次还有干果类，如花生、核桃、葵花子、莲子等。动物性蛋白质的含量一般为10%~20%，植物性食物如豆类含蛋白质为20%~40%。

蛋白质由不同的氨基酸所组成，其中一部分可以由人体自己合成，称为非必需氨基酸；而另外约有8种氨基酸人体自身不能合成，必须由食物供给，称为必需氨基酸。如果一种食物中含有齐全的必需氨基酸，而且数量多，这种食物蛋白质营养价值就高。一般来说，动物性蛋白质中所含的必需氨基酸较多，而植物性蛋白质中所含的必需氨基酸较少。如牛肉、鸡蛋、鱼等，其蛋白质中所含的必需氨基酸较多、较丰富，所以营养价值就高。而大豆、扁豆、米、面等食物中蛋白质所含的必需氨基酸较少，所以营养价值就低些。有实验表明，营养价值最高的食品是35%鸡蛋白和65%土豆蛋白的混制品。因此，为了充分发挥蛋白质的互补作用，我们平时饮食应该多种类、多样化，不要挑食，否则就会造成营养失调。

什么是健康饮食的“金字塔”原则？

“金字塔形饮食”有助于人们建立更加合理的饮食方式，不仅对痛风患者养成健康的饮食习惯很有借鉴意义，它还适用于健康人群。膳食金字塔的构成比例可以告诉我们对不同食物的合理摄入量。金字塔的最下面一部分包括水果、蔬菜、粗粮、豆类，这是我们每日膳食的基础，也是数量最大的一部分。第二部分是鱼、家禽。这两部分加在一起所占的份额超过全部进食量的一半，即每日所吃的1/2以上热能应该来自这些食物。最上面的部分是全奶制品、红肉及其制品，对这类食物要少吃，因为它们含的脂肪比较高。用橄榄油烹调食物，根据实际情况可饮用小到中等量的红酒。对于痛风患者，应该遵循这一饮食原则，以便获得健康、合理和全面的营养物质。

嘌呤含量高的食物有哪些？

嘌呤含量高的食物是指每100g食物中所含嘌呤量在75mg以上的食物。而有一部分食物的嘌呤含量极高，每100g食物含嘌呤量在150mg~1000mg之间。需要注意的是，食物中嘌呤含量的检测结果，受到送检食物的地域分布、食物的干湿状态、储存加工的方法，以及检测实验室条件等不同，可能存在一定的差异，所得到的数值可能不完全相同。常见的一些嘌呤含量极高和较高的食物如表9、表10所示。

表9　嘌呤含量极高的食物

类别	品种
内脏、鱼类	牛肝、牛肾、（牛或猪的）胰腺、凤尾鱼、沙丁鱼
肉汤	各种肉制的浓汤和清汤

表10　嘌呤含量较高的食物

类别	品种
鱼类	鲤鱼、鳕鱼、鲈鱼、鲭鱼、大比目鱼、鱼卵、小虾、淡菜、鳗鱼、鳝鱼
禽类	鹅、鸽、鸭、野鸡、火鸡
肉类	兔肉、鹿肉、猪肉、牛舌
菌菇类	香菇

嘌呤含量较适中的食物有哪些？

嘌呤含量适中的食物是指每100g食物中含有嘌呤在30~75mg的食物，常见的嘌呤含量适中的食物见表11。

表11　嘌呤含量适中的食物

类别	品种
水产类	鱼丸、鲈鱼、蓝鳍金枪鱼、小龙虾、贝壳类
肉、奶类	火腿、奶酪
谷物、坚果类	麦麸、面包、麦片、黑芝麻、花生、杏仁
蔬菜类	芦笋、菜花、四季豆、青豆、金针菇

嘌呤含量较少的食物有哪些？

嘌呤含量较少的食物是指每100g食物中含有的嘌呤量小于30mg的食物，常见嘌呤含量较少的食物见表12。

表12　嘌呤含量较少的食物

类别	品种
乳类	各种鲜奶、炼乳、奶酪、酸奶、牛奶、适量奶油、冰淇淋
蛋类	鸡蛋、鸭蛋
谷类	精白米、富强粉、玉米、精白面粉、馒头、面条、通心粉、苏打饼干、蛋糕
蔬菜类	卷心菜、胡萝卜、芹菜、黄瓜、茄子、甘蓝、莴苣、刀豆、西红柿、西葫芦、南瓜、倭瓜、萝卜、洋葱、白菜、山芋、土豆、泡菜、咸菜
水果类	梨、杏、苹果、葡萄、橙等各类水果
干果类	花生、杏仁、核桃、糖、糖果
饮料类	汽水、茶等

“所有的蔬菜都没有嘌呤，痛风患者可以无限制地食用”，对吗？

痛风患者应根据不同的病情，决定从膳食中摄入的嘌呤含量。一般来说痛风急性期应严格限制嘌呤摄入量，可选择嘌呤含量低的食物。但是有些蔬菜类如芦笋、菜花、四季豆、青豆、豌豆、菜豆、菠菜、蘑菇等，其嘌呤含量为中等，虽然它们同样是蔬菜，但是在痛风急性期还是不建议食用。所以并不是所有的蔬菜都没有嘌呤，也并不是所有的蔬菜痛风患者都可以无限制地食用。

“鸡、鸭、鱼、肉含有嘌呤，痛风患者是不能吃的”，对吗？

对于在痛风缓解期的患者，我们在适当限制嘌呤的同时，要求正常平衡饮食，原则上禁用含嘌呤高的食物，有限制地选用嘌呤中等量的食物，自由摄取嘌呤含量低的食物。因此在痛风缓解期，为了保证有一定量的蛋白质摄入，以保证人体对蛋白质的需求，一些嘌呤含量中等的含蛋白质的食物如鸡、火腿、羊肉、牛肉、青鱼、鲱鱼、鲑鱼、金枪鱼、龙虾等是可以选用的。但是，仍然需要注意每次进食的量不宜多，尽量大汤煮后弃汤食用，这样嘌呤的摄入量就可以控制得更好了。所以，所谓“鸡、鸭、鱼肉含有嘌呤，痛风患者是不能吃的”，此种说法欠妥当。

什么是痛风患者的饮食原则?

痛风患者的饮食治疗原则主要包括以下四个方面：

（1）限制嘌呤摄取量。所谓低嘌呤饮食是指每天嘌呤的摄入量应控制在100~150mg以内。患者应做到尽量使用嘌呤含量较低的食物，烹调时可采用煮汤后弃汤食用，这样可使50%的嘌呤溶解在汤内，进入体内的就少了。

（2）调整饮食结构，三低饮食，即低盐、低脂、低蛋白饮食。痛风患者容易合并有高血压、高脂血症，故宜低盐低脂饮食。那如果是没有高血压、高脂血症的痛风患者是不是就不需要低盐低脂饮食了呢？非也，高脂饮食同样可减少尿酸的排泄，增加血中尿酸水平。而多食用蔬菜水果，尤其是高钾、低钠的碱性蔬菜，可促进尿酸盐溶解与排泄。痛风患者需要限制嘌呤，就应限制蛋白质，一般以每天每千克体重0.8~1.0g为宜。当患者出现蛋白尿时，蛋白质的摄入量应考虑血浆蛋白浓度和尿蛋白丢失量这两种情况。如肾脏进一步受累，出现氮质血症，则需要进一步限制蛋白和嘌呤的摄入。

（3）补充无机盐和维生素。长期低嘌呤饮食的患者，需要限制肉类、动物内脏及蛋白质等食物，所以一些无机盐及维生素的摄入就减少了，平时应适当补充铁剂、维生素B族、维生素C以及多种微量元素等维持机体平衡。

（4）多饮水。痛风患者每日饮水量应在2000~3000ml以上，多饮水可以促进尿酸的排泄。这里所说的水主要是指白开水、矿泉水等没有能量的水，并不包括碳酸饮料、果汁等。

（5）戒酒：酒精可以增加乳酸浓度，抑制肾脏对尿酸的排泄，饮酒的同时也很容易多食嘌呤含量高的食物，所以酗酒往往是痛风急性发作的诱因，痛风患者应严格控制饮酒。

（6）限制总热量的摄入。其实不仅仅是痛风患者需要限制总热量的摄入，就算是正常人群也应限制总热量。而痛风患者中超过一半的患者同时有超重或肥胖，此时应根据前面已经提到的方法，计算出标准体重和需要的总热量。

什么叫饮食疗法？

所谓饮食疗法，就是在日常饮食中注意各种营养素的调配和平衡，从而起到治疗疾病的作用。可以说，这种治疗方式没有任何痛苦，也没有药物的副作用，可以说是边治病边享受。由于许多疾病都是饮食不当引起的，解铃还须系铃人，因此很多疾病治疗的第一步就是健康饮食。如果饮食不能配合，就算服用再好再多的药都会效果甚微；相反，如果能够做到饮食配合，那么很多疾病的治疗就有了一个很好的基础，甚至已经好了一半。另外，在很多疾病的缓解期，如果进行饮食疗法，对促进疾病痊愈、避免复发有重要意义。

我国传统医学非常注重“食疗”和“药膳”。但中医的食疗和我们这里说的饮食疗法有所不同。中医认为药食同源，食可充饥果腹，药可治病疗疾。远古时代，人类祖先在大自然中寻找、尝试食物的过程中，发现有些动植物具有药效。但是我们这里所讲的饮食疗法主要是指日常饮食中的多种营养素需与某种疾病的生理需要相吻合，从而能治疗疾病。

同时我们也要注意，饮食疗法的目的是治疗疾病，但是饮食疗法不能替代药物。很多时候需要将饮食疗法和药物疗法甚至手术疗法等相互结合起来，才能从根本上治疗疾病，防止疾病的复发。

痛风的饮食疗法是什么？

痛风的饮食疗法，一言以蔽之，就是减少总热量、控制嘌呤含量。最有效的做法，就是限制酒、肉及内脏类的摄取量，饮食清淡、营养平衡。吃八分饱，每天规律正常地摄取三餐，中餐优于西餐。

以下是痛风患者宜吃的食物。多吃高钾质食物，如香蕉、西兰花、西芹等。钾质可减少尿酸沉淀，有助于尿酸排出体外。多摄取碱性食物，如海带、白菜、芹菜、黄瓜、苹果、番茄等蔬果。而西方有一个传统的食疗方法，就是用苹果醋加蜜糖，经多项临床测试证明有效。苹果醋含有果胶、维生素、矿物质（磷和钾）及酵素。苹果醋的酸性成分具有杀菌功效，有助于排除关节、血管及器官的毒素。经常饮用，能调节血压、通血管、降胆固醇，亦有助于治疗关节炎及痛风。饭后可将一茶匙苹果醋及一茶匙蜜糖加入半杯温水内，调匀饮用。每日多喝水，多上厕所，千万不可忍尿。

也有些人想通过减少用餐的次数来减少热量和嘌呤的摄入，这也不是好做法。这种方法即使一天的摄取量相同，但因为两餐之间的间隔太长，机体会陷入饥饿状态，因此身体本能地将食物尽可能变成脂肪蓄积下来。也就是说，虽然用餐次数减少，但却更容易促进机体脂肪的合成。此外，减少或尽量不吃点心和宵夜是非常重要的。因为这些都是造成热量摄取过剩的原因，容易使脂肪存积起来。

痛风患者的饮食如何分类？

按照痛风是处于急性期还是缓解期，痛风患者的饮食有所不同。急性期痛风患者应严格限制嘌呤量的摄入，此时只能食用嘌呤含量极低的食物（每100g食物中含嘌呤量少于30mg），严格控制每日嘌呤摄入量在150mg以下。而缓解期的痛风患者则可以适当放宽，此时可以选择性地食用嘌呤含量中等的食物，自由摄取嘌呤含量少的食物。

按照患者体重、劳动情况和经济条件等，可分为以下三种饮食方案：

（1）非肥胖型的痛风患者的饮食：轻体力劳动者每日主食250~350g，以面粉为主。重体力劳动者每日主食450~550g。副食中的蛋白质每日30~40g，脂肪50g左右（包括食物所含脂肪及烹调油）。

（2）肥胖型痛风患者饮食：肥胖患者应该严格用低糖类、低脂肪及正常量蛋白质的饮食，限制热能供应，尽可能减轻体重。一般每日主食150~250g，每日脂肪（包括食物所含脂肪）低于40g，蛋白质类食物照平常不变，可以多吃蔬菜。

（3）高蛋白痛风患者饮食（蛋白质进食量每日2~3g/kg体重）：适用于儿童、孕妇、哺乳期妇女、营养不良、合并消耗性疾病（如肺结核）的痛风患者，以及病情较重的重体力劳动者。主食每日300~500g，副食中的蛋白质每日50~80g，每日蛋白质总摄入量为100g左右，脂肪每日60g左右。

痛风患者不论采用哪种饮食，每餐的数量必须比较稳定。另外，痛风患者的饮食并不是固定不变的，随着病情、体重、工种的变化等等，饮食也需要适当调整。

为什么痛风患者的饮食需要“限制与调配”结合？

对痛风患者而言，控制饮食主要是指减少富含嘌呤食物的摄入，这一点在痛风的防治上十分重要。众所周知，富含嘌呤的食物被摄入人体后，大部分在小肠吸收的过程中转化为尿酸，仅少量用于合成人体的细胞成分核糖核酸。故摄入高嘌呤食物，必然会使血中尿酸浓度升高，尿中尿酸排出量增加。反之，如果采用无嘌呤饮食，则7日后血中尿酸浓度可下降59.5~71.4μmol/L，24小时尿中尿酸排出量可减少1/4。由此可见，饮食控制对于痛风的防治是有重要作用的，每个痛风患者以及无症状的高尿酸血症者，均应重视与坚持饮食控制。主食应以碳水化合物为主，占总热量的50%~60%，甚至可达70%。蛋白质每日摄入量按每千克体重0.8~1.0g给予为宜，占总热量的12%~14%，每日蛋白质供应量可达60g左右。蛋白质类食物以牛奶和鸡蛋为主。适当限制脂肪，脂肪可减少尿酸排出。每日摄入脂肪量按每千克体重0.6~1.0g给予为宜，并发高脂血症者要控制在总热量的20%~25%。在急性痛风发作期须避免高脂饮食。每日胆固醇的摄入量最好不超过300mg。少吃油煎食物，摄入的脂肪品种应以植物性油脂为主。

但是痛风患者如果过度限制饮食也有危害，会造成营养不良，尤其对于消瘦、重体力劳动者或合并消耗性疾病的患者。因此痛风患者在急性期可选用牛奶和鸡蛋等营养成分较高、嘌呤含量很低的食物，一旦进入缓解期，可适当增加营养，有建议一周中安排两天按急性期膳食供给，其余5天可选用含嘌呤适中的食物。

痛风患者的饮食疗法，并不是吃得越少越好，要求限制和调配相结合，这样才能既能控制高尿酸血症或痛风病情的进展，又能避免营养不良而加重病情。

为什么痛风患者要少喝肉汤？

许多痛风患者因为害怕摄入嘌呤太多，不敢吃肉而光喝汤，以为汤中没有什么东西，嘌呤含量不多。其实这种观点是错误的。嘌呤易溶于水中，肉类煮汤后有50%的嘌呤可溶于汤内，所以痛风患者可以吃少量煮过的肉类，但不要吃嘌呤含量较高的肉汤，尤其是火锅汤。这是因为火锅原料主要是动物内脏、虾、贝类、海鲜，嘌呤的含量很高，可以大量溶解在火锅汤内。如果在吃火锅时吃了许多嘌呤含量很高的食物，再加上痛饮啤酒，无疑等于火上添油了。调查证明：涮一次火锅比一顿正餐摄入嘌呤高10倍，甚至数十倍。一瓶啤酒可使血尿酸升高1倍。因此一定要切记，患了痛风，要少喝肉汤或不喝。

痛风患者可以吃鸡蛋吗？

鸡蛋是人们经常食用的食品，鸡蛋中含有丰富的蛋白质，可提供人体不能自己合成的必需氨基酸。此外，鸡蛋还含有许多种其他人体需要的营养成分，而且和肉类相比，鸡蛋所含的嘌呤量要少得多。因此，鸡蛋是痛风患者合适的营养补充剂。但是鸡蛋尤其是蛋黄中胆固醇含量很高，如果痛风患者同时合并有高脂血症（主要是高胆固醇血症）、动脉硬化、高血压等疾病，也不能多吃鸡蛋，尤其是蛋黄，一般每日一个即可。

痛风患者可以吃肉吗？

与许多动物内脏食物相比，猪肉、牛肉中嘌呤含量相对较少，属于中等嘌呤类食物。在痛风的急性发作期，为了迅速降低体内尿酸的水平，缓解疾病的症状，此时是不宜吃肉的。但是，肉类食物的营养成分很高，含有丰富的动物蛋白质，尤其是含有人体不能够自己合成、需要从食物中获得的各种必需氨基酸。因此，为了维持健康，在痛风缓解期可适量食用。不过切记，每次进食的量不能太多，不可暴饮暴食。

痛风患者可以喝牛奶吗？

同样，牛奶中也含有丰富的蛋白质以及很多维生素等对人体有益的成分，而且其嘌呤含量很低，所以牛奶也是痛风患者的不错的选择。有些痛风患者因血脂高、动脉硬化等问题，不敢多进食鸡蛋，但又要加强营养，那么就可以加用牛奶，因为牛奶中胆固醇含量很低，每100g牛奶中仅含胆固醇0.03g。痛风患者每日进食1个鸡蛋及2瓶牛奶（或者2个鸡蛋加1瓶牛奶）已能完全满足身体的需求，即使荤菜吃得少，也不会引起营养不良。

痛风患者可以吃豆制品和海鲜吗？

有些痛风患者认为豆奶中嘌呤含量高而不敢食用，其实不然。黄豆及其制品中的嘌呤含量在蔬菜中相对较高，但较动物蛋白低，因此可适量饮用豆奶。一般来说，如果已经做成豆制品，是完全可以吃的。因为嘌呤可溶于水中，在豆制品加工过程中，嘌呤就会随水流失。不过作为蛋白质的食物来源，应该首选嘌呤含量低的牛奶及蛋类。

多数海鲜制品嘌呤含量高，如沙丁鱼、凤尾鱼、鱼子等，痛风急性期应禁食，慢性期适量食用。有些海产品，如海带、牡蛎、龙虾、金枪鱼等含嘌呤量相对少，在痛风缓解期可适量食用。

痛风患者可以饮酒、吸烟吗？

饮酒对痛风患者极为不利，不少痛风发作是在喝酒后出现。研究发现，正常人喝640ml啤酒后，血尿酸可升高1倍。白酒含酒精浓度高，酒精在肝脏中变成乙醛，可损伤肝脏，导致细胞变性、坏死，使糖、脂质、嘌呤代谢失常。大量喝酒者会造成血液中有机酸，尤其是乳酸浓度升高，有机酸在肾脏会阻碍尿酸排泄。当血液中乳酸浓度为300mg/L时，尿酸排出量明显下降，血尿酸迅速升高，容易引起泌尿系统结石。饮酒时常常进食过多下酒菜，会导致嘌呤摄入大量增加。因此有痛风或高尿酸血症时，还是不饮酒为好。

当然，由于人际关系的原因，有时饮酒在所难免。痛风患者可根据情况，适量饮用葡萄酒。好友聚会时，要坦白告知对方自己患有痛风，必须节制酒量。同时，还要注意适当减少含较多嘌呤食物的摄取量。

目前并没有研究表明香烟可使血尿酸值上升或诱发痛风性关节炎的急性发作等，医生之所以劝告患者戒烟，是因为吸烟是多种疾病的危险因素。如与高尿酸血症、痛风有着密切关系的高脂血症、动脉硬化、缺血性心脏病等疾病，与吸烟有着密切的关系。由此，即使吸烟不会使血尿酸增高，痛风患者也应戒烟。

亲朋好友在餐桌上相聚，痛风患者该怎么办？

痛风患者往往会遇到各种各样的应酬或聚会，而这种应酬或聚会隐藏着极大的危险。为了让食物更加“美味”，餐馆的食物往往使用较多的油、糖和盐分，这不适合痛风患者。但痛风患者又不能将自己做的食物带到宴会去。痛风患者应该怎么办呢？首先，应告知亲朋好友，自己患了痛风，对饮食有一定的限制。其次，点餐的量要维持最低限度，保证不会热量过剩，要避免的食物就是动物内脏、脂肪较多的肉类或嘌呤含量高的鱼类等等。再次，聚会时容易饮用各种味道鲜美的肉汤或鱼汤，痛风患者切记不可食用。最后，宴会时容易摄取过多的盐分，痛风患者应注意节盐。另外，宴会时少不了酒和饮料。对于酒类，前面已经告诫各位痛风患者，应戒酒。那么痛风患者可以饮用哪些饮品呢？苏打水、矿泉水等几乎不含嘌呤成分，痛风患者可适当选用。咖啡中含有少量嘌呤成分，并含有强烈兴奋剂咖啡因，易致失眠、心悸、血压上升等，故痛风患者不宜饮咖啡类饮料。如果痛风患者合并糖尿病，就不能喝含糖饮料了。茶叶中含有多种化学成分，如糖类、氨基酸、果胶、维生素及微量元素等，具有一定的营养价值。茶叶中的多酚类还具有抑菌和防止血管硬化等作用。因此，茶叶是较为理想的天然饮品，经常饮茶有益于健康。但茶叶中也含有少量的嘌呤成分及兴奋剂咖啡因。所以，对痛风患者来说，饮茶应有所限制，而且不宜饮浓茶。

痛风患者怎样过节日？

以春节为例，痛风患者在节日里一定要严格控制饮食、保持运动等，这样才不会使尿酸升高，病情加重，要从以下几个方面做好自我保健：

首先要注意饮食。控制好饮食对痛风患者至关重要。节日期间家家户户大鱼大肉、煎炸蒸煮，做很多好吃的东西，让人食欲大增，这时候痛风患者千万不要贪吃，要按照平时的规律，一日三餐定时定量，少吃油腻煎炸的食物，适量吃一些鸡、鱼及瘦肉，多吃蔬菜，尽量避免饮酒；赴宴时，要做到心中有数，不要吃过量；对用药物治疗的痛风患者，要按时用药，不可间隔或随意减量，外出也要把药物带上按时服用。

其次要保持良好的生活习惯。尽量避免熬夜，保持充足的睡眠，保持良好的心情，生活要有规律，不要因为过节而打乱正常的生活规律，也不要因家人团聚而过度劳累。伴有高血压的患者要避免较大的情绪波动，要定时测量血压，根据血压情况调整降压药的剂量。伴有心血管疾病的患者要随身携带必备的急救药物，如速效救心丸，硝酸甘油等以备不测。痛风病合并肾病的患者要少吃肉蛋类食物。

另外，节日期间患者可根据自己的具体情况选择合适的娱乐方式，不要长时间泡在麻将或牌桌上，外出时要注意保暖，特别是手脚部位更要注意，鞋子一定要宽松保暖。

节日期间请不要忘记监测尿酸，根据尿酸的变化来调整饮食以及降尿酸药物的用量，防止病情加重。

总之，节日期间痛风患者一定要把好饮食关、用药关，劳逸结合，适度活动，这样就可以和正常人一样过健康愉快的节日。

人在旅途，痛风患者应该注意一些什么？

人在旅途，原来合理的生活规律都会被打乱，旅途中不当的饮食及活动往往会使痛风患者病情加重或引起急性并发症。所以在旅行中应注意：

（1）出发前做好准备。首先，痛风患者宜在缓解期外出旅行，这需要患者的血尿酸控制在较满意水平，并且可耐受一定量的运动强度。其次，出发前带上足够的药品，并妥善保管。再次，要选择宽松、舒适、软底的平跟鞋，尽量避免选择皮鞋、高跟鞋，并且选择吸汗性强的棉织袜。

（2）旅途中尽量做到生活规律。整个旅行的日程安排尽量按照平时的作息习惯来安排，按时起床、睡眠，定时、定量进餐，不要为赶时间而放弃一餐。如果体力消耗较多，可适当增加饮食的量，但也不要暴饮暴食，同时要保证有足够的饮水量。平时的口服药在旅行中也要按照规定的时间服用，切勿漏服、停服。

（3）旅途中避免高强度运动。旅行中安排各种活动需恰当、有序、有节制，运动强度较大的活动如爬山，宜安排在饭后半小时到1小时进行，避免清晨空腹或临睡前高强度运动。

（4）保证充足睡眠。旅途中难免紧张劳累，机体的调节功能及免疫力都有所下降，所以旅途中保证充足的睡眠是非常重要的。

（5）病情变化及时就诊。若在旅行途中，痛风病情加重，甚至出现关节疼痛等不适，要及时到当地医院诊治，不可不当回事，否则可能会延误病情。

痛风是不治之症吗？

痛风和糖尿病一样，是一种终身代谢性疾病，目前尚不能被彻底根治。痛风虽然无法根治，但可以很好地控制，而且其有间歇性发作的特点，所以它并不像糖尿病那样可在较短时期内出现各种严重的并发症。一般痛风的间歇期越长（如有的可长达10年以上），对身体的损害越小，间歇期越短（有的在1个月内发作数次）、发作越频繁，对身体的损害就越大。因此，痛风无法根治并不可怕，关键是如何坚持不懈地进行自我保养，辅以合理的药物治疗，使血尿酸水平保持在正常范围，并避免痛风性关节炎的急性发作，将发作次数减少到最低限度，不出现痛风石和肾脏损害，做到带病延年益寿，享受和正常人一样的寿限和生活质量。所以，完全用不着把痛风当作不治之症。

但是如果痛风患者出现下列情况，则可能会使寿命缩短：①长期血尿酸高于正常，并出现痛风石，引起肾脏损害及肾功能减退。②痛风性关节炎频繁发作，关节发生畸形及功能障碍，影响正常活动，使患者不得不长期卧床。③伴有高血压、高脂血症、动脉硬化、冠心病及糖尿病等情况。即使是存在这些比较糟糕的情况，相信随着医学科学的发展，前景应该依然是乐观的。

如何积极面对痛风？

患了痛风后应如何看待这种疾病呢？首先要面对现实，泰然处之，既然已确诊为痛风，就应对它有个全面、正确的认识。有人认为得痛风就如同感冒发热一样，经过一段时间治疗就会痊愈，因而抱盲目乐观的态度；有的人恰恰相反，过于悲观消沉，认为反正痛风病无法根治，自暴自弃，因而产生忧郁、紧张、烦躁情绪。其实这些认识都是错误的，痛风是由多种因素诱发的，以蛋白质、脂肪等代谢紊乱为特征的全身性代谢性疾病，它需要定期监测，终身治疗。非正规的、间断性的治疗是无益的，不积极治疗更是有害的。自行增减降血尿酸的药物或长年维持一个药量不变，一劳永逸式的治疗思路都是错误的。痛风患者需要定期监测，若病情有变化，则应分析其产生的原因，从心理、饮食、运动及药物等方面加以调整，以达最佳疗效。有的患者觉得定期监测太麻烦，自己没有什么特别不适就不去医院复查。其实这是因小失大，因为有些并发症是在悄悄地发展着，只有通过全面系统的检查才能发现，经常定期监测有关指标，可以防微杜渐，防止或延缓并发症的发生、发展。其实只要严格按照医嘱正规治疗，病情完全可以得到良好的控制，痛风患者可以和正常人一样生活并且长寿。

若常年患此症而放任不管，最容易引起肾脏并发症和关节畸形。肾脏并发症主要有慢性肾炎、肾功能不全、尿毒症，主要症状包括脸和手脚浮肿、身体倦怠、脸色发黑等等。到了这个阶段，就一定要看肾脏科的医师。要严格地限制盐分，必要时使用利尿剂，维持水电解质平衡。最恶劣的情形，则是必须进行人工透析治疗。对于已经有关节畸形的患者应该求助于骨科或整形科，尽可能地恢复关节的功能，将损失减少到最小。对于已经残废的患者，更要勇敢面对现实，可用中外名人的事迹激励自己，珍惜生命，顽强生活。

附　录

痛风相关检查项目及饮食建议

1. 痛风常用化验项目

诊断痛风最主要、最常用的化验项目是血清尿酸检测。此外，还有一些项目也与痛风相关，详见下表。

痛风相关化验项目正常值及临床意义

<table>
<tr><th colspan="2">化验项目</th><th>正常值</th><th>临床意义</th></tr>
<tr><td colspan="2">血尿酸</td><td>160~430μmol/L</td><td>增高提示痛风，是较特异性的诊断指标；降低一般无太大意义</td></tr>
<tr><td colspan="2">尿尿酸（24小时）</td><td>2380~5900μmol/L</td><td>增高与降低分别提示经肾脏排泄的尿酸是增多或减少，有助于对痛风病因的分析</td></tr>
<tr><td colspan="2">血沉（ESR）</td><td>0~20mm/H</td><td>增高时提示有炎症、组织损伤或坏死。痛风急性发作时可以有升高</td></tr>
<tr><td colspan="2">C反应蛋白（CRP）</td><td><10mg/L</td><td>增高时提示有炎症。痛风急性发作时可以有升高</td></tr>
<tr><td rowspan="6">血常规</td><td>白细胞计数</td><td>3.69~9.16 × 10^9/L</td><td>增高提示可能存在炎症等，降低提示机体防御能力下降等</td></tr>
<tr><td>中性粒细胞</td><td>50.0%~70.0%</td><td>增高提示存在感染、炎症、急性中毒、失血、组织损伤等，降低可提示机体防御能力下降等</td></tr>
<tr><td>淋巴细胞</td><td>20.0%~40.0%</td><td>增高可见于病毒感染等，降低提示可能存在免疫缺陷等</td></tr>
<tr><td>红细胞计数</td><td>3.68~5.13 × 10^{12}/L</td><td>明显升高要考虑红细胞增多症，降低提示贫血</td></tr>
<tr><td>血红蛋白</td><td>113~151g/L</td><td>明显升高要考虑红细胞增多症，降低提示贫血</td></tr>
<tr><td>血小板计数</td><td>101~320 × 10^9/L</td><td>增高时易于形成血栓，降低时出血风险增加</td></tr>
</table>

续表

化验项目		正常值	临床意义
肾功能	尿素氮	2.5~7.1mmol/L	增高提示肾功能受损，降低提示能量供给不足
	肌酐	53~97μmol/L	
尿常规	PH	6~7	提示尿液的酸、碱性变化，增高为碱性尿，降低为酸性尿。痛风时尿液呈碱性可降低尿酸盐结晶在尿路形成结石的可能性
	红细胞	阴性	增高表明尿液中有红细胞。痛风有肾结石者尿中常常可见到红细胞
	白细胞	阴性	增高表明尿液中有白细胞，提示存在炎症等
	蛋白	阴性	增高表明尿液中有蛋白，提示肾功能有变化
血糖水平	空腹血糖	3.90~6.10mmol/L	增高提示可能存在糖尿病等，降低可能存在低血糖等
	随机血糖	<11.10mmol/L	
	糖化血红蛋白	4.7%~6.4%	
血脂谱	甘油三酯	0.56~1.70mmol/L	增高易导致动脉粥样硬化，降低无明确风险
	胆固醇	2.33~5.70mmol/L	增高易导致动脉粥样硬化，降低时脑出血风险增加
	低密度脂蛋白	1.30~4.30mmol/L	增高易导致动脉粥样硬化，降低无明确风险
	高密度脂蛋白	0.80~1.80mmol/L	升高无明确风险，降低易导致动脉粥样硬化

注：表中的正常值在不同的实验室中，可能存在一定的差异。

2. 痛风相关特异性检查项目

（1）关节X线片：病变初期，仅能发现局部软组织肿胀，偶尔有钙化和骨膜反应，痛风所致的骨质改变尚不明显，故在此阶段X线照片可能还不能发现骨质的异常改变。病变进入中晚期，X线照片可以显示骨质的侵蚀破坏、软骨破坏和软组织痛风结节形成。

（2）CT：关节CT能够更清楚、更早期地显示痛风所致的骨质破坏和软组织肿胀。通过CT三维重建技术，显示受累部位的骨质结构更加直观清楚。CT显示痛风伴发的肾结石较X线照片更早，部位更清楚。

（3）关节MRI：MRI可清楚地显示痛风病灶区域软组织肿胀、痛风结节等表现，可早期观察到痛风累及骨关节所致的骨质改变。

（4）超声检查：可发现尿路结石，尤其是X线不显影的结石。对病变关节检查可提供痛风特异性的关节损害证据。

（5）关节腔穿刺检查：急性痛风性关节炎发作时，肿胀关节腔内可有积液，行关节腔穿刺抽取滑囊液检查，约95%以上急性痛风性关节炎发作时滑液中可见到中性粒细胞增多，尿酸盐结晶，具有极其重要诊断意义。在无症状期，亦可在关节积液内找到尿酸钠结晶。因此，有助于一些诊断不明确，或者诊断有困难的病例的确诊。

（6）痛风石活检：对痛风结节进行活检或穿刺吸取其内容物采集白垩状黏稠物质涂片，可见到特异性尿酸盐。

（7）心电图：痛风患者中冠心病的患病率明显增加，心电图可以初步明确是否有心脏缺血等情况。

3. 高尿酸血症和痛风患者的饮食建议

饮食建议	食物种类
鼓励食用	蔬菜，低脂、脱脂奶及其制品，鸡蛋
限制食用	牛肉、羊肉、猪肉、富含嘌呤的海产品，调味糖、甜点、调味盐（酱油和调味汁），红酒、果酒
避免食用	果糖饮料，动物内脏，黄酒、啤酒、白酒

每100g常见食物中的嘌呤含量

嘌呤含量在30mg/100g以下的食物

常见食物	嘌呤含量	常见食物	嘌呤含量	常见食物	嘌呤含量
鸡蛋	0.4	核桃	8.4	车厘子	17
葡萄	0.5	芹菜	8.7	空心菜	17.5
苹果	0.9	青椒	8.7	扁豆	18
牛奶	1.4	蒜头	8.7	大米	18.1
冬瓜	2.8	木耳	8.8	芫荽	20.2
番瓜	3.3	海蜇皮	9.3	草莓	21
蜂蜜	3.2	榨菜	10.2	菠菜	23
洋葱	3.5	萝卜干	11	芦笋	23
茄子	4.2	苦瓜	11.3	苋菜	23.5
海参	4.2	丝瓜	11.4	麦片	24.4
番茄	4.3	猪血	11.8	雪里红	24.4
胡萝卜	5	芥菜	12.4	花菜	24.9
姜	5.3	卷心菜	12.4	韭菜	25
马铃薯	5.6	葱	13	鲍鱼菇	26.7
红枣	6	啤酒	14	豆浆	27.7
小米	6.1	辣椒	14.2	竹笋（生）	29
酸乳酪	7	豆芽菜	14.6	四季豆	29.7
葫芦	7.2	黄瓜	14.6	猪皮	29.8
白萝卜	7.5	奶粉	15.7		
胡瓜	8.2	栗子	16.4		

嘌呤含量在30~75mg/100g的食物

常见食物	嘌呤含量	常见食物	嘌呤含量	常见食物	嘌呤含量
枸杞子	31.7	火腿（北京）	55	李干	64
奶酪	32	豆腐	55.5	无花果	64
花生	32.6	黑芝麻	57	豆干	66.6
杏仁	37	小龙虾	60	贝壳类	72
茼蒿	33.4	黑麦饼干	60	绿豆	75
海藻	44.2	金针菇	60.9		
笋干	53.6	鱼丸	63.2		

嘌呤含量在75~150mg/100g的食物

常见食物	嘌呤含量	常见食物	嘌呤含量	常见食物	嘌呤含量
豌豆	75.5	牡蛎	107	秋刀鱼	134.9
银耳	75.7	兔肉	107.5	猪舌	136
牛肚	79.8	鳕鱼	109	蛤（生）	136
鸽子	80	鱼翅	110.6	黑豆	137
腰果	80.5	羊肉	111.5	鲤鱼	137
椰菜	81	鲍鱼	112.4	鸡胸肉	137
虾蟹	81.8	鳗鱼	113	虾	137.1
猪脑	83	蚬子	114	鸭肉	138
罐装三文鱼	88	龙虾	118	鸡腿肉	140
乌贼	89.9	牛胸肉	120	草鱼	140.2
小牛脑	92	猪后腿骨	120	红鲤	140.3
鳝鱼	92.8	鸭肠	121	黑鲳	140.6
燕麦	94	猪瘦肉	122.5	吞拿鱼	142
大麦	94	牛排（烤）	125	干葵花籽	143
海带	96	大比目鱼	125	鱼子酱	144
猪大肠	101	鸡心	125	猪排骨	145
野兔肉	105	猪肚	132.4	鸭心	146
生牛排	106	猪骨	132.6	小羊肝	147

嘌呤含量在150~300mg/100g的食物

常见食物	嘌呤含量	常见食物	嘌呤含量	常见食物	嘌呤含量
猪颈肉	150	黄豆	166.5	白鲳鱼	238
烤猪排	150	牛肝	169.5	白鲫鱼	238.1
海鳗	159.5	牛心	171	牡蛎	239
公牛舌	160	虱目鱼	180	羊心	241
牛脑	162	鲭鱼（生）	194	罐装鲭鱼	246
草虾	162.2	马肉	200	三文鱼（生）	250
鸡肠	162.6	鲢鱼	202	猪小肠	262.1
鹅肉	165	牛肾	213	紫菜	274
鲨鱼	166	香菇	214	鸡肝	293

嘌呤含量在300~600mg/100g的食物

常见食物	嘌呤含量	常见食物	嘌呤含量	常见食物	嘌呤含量
鸭肝	301.5	鳊鱼干	366	蚌蛤	439
蛤蜊	316	青鱼（鲱）	378	公牛脾	444
罐装凤尾鱼	321	干贝	390	小牛肝	460
猪肾	334	白带鱼	391.6	猪脾	516
小牛脾	343	罐装沙丁鱼	399	猪心	530
沙丁鱼（生）	345	公牛肺	399	公牛肝	554
皮刀鱼	355	浓肉汁	160~400	酵母粉	589
凤尾鱼	363	猪肺	434		

嘌呤含量在600mg/100g以上的食物

常见食物	嘌呤含量	常见食物	嘌呤含量	常见食物	嘌呤含量
羊脾	773	小牛颈肉	1260	白带鱼皮	3509
小鲱鱼（熏）	840	小鱼干	1538